片麻痺の作業療法

QOLの新しい次元へ

中里瑠美子

協同医書出版社

目 次

はじめに　1

第1章
片麻痺であるとはどういうことだろうか ……………………………………… 3

第2章
患者の世界に接近するための手がかり ……………………………………… 7
〜一般的な検査場面からの展開〜

- **活用例1** 関節可動域テストから患者の経験の内側に近づく ……………… 8
- **活用例2** ブルンストロームテストから患者の経験の内側に近づく ……… 9
- **活用例3** 痙縮のテストから患者の経験の内側に近づく ………………… 11
- **活用例4** 感覚テストから患者の経験の内側に近づく …………………… 13

第3章
片麻痺患者の特徴的な動きの必然性と変化の可能性 …………………… 25

1. 自由な運動を生み出すメカニズム ……………………………………… 26
2. 片麻痺患者特有の運動要素を生み出すメカニズム …………………… 31
3. 病的メカニズムを克服するための経験としての訓練 ………………… 36

第4章
新しい経験を形づくる評価・治療のポイント …………………………… 41

1. 訓練を展開するための評価の手順〜患者にとっての経験の質を探る …… 41
2. 治療を組み立てる ………………………………………………………… 45
3. 治療に用いる課題の例（道具の使用について）………………………… 53

第5章

患者と共に患者の世界を読み解く〜感じて動ける身体へ〜 ... 73

- 症例1 麻痺が改善しても行為につながらなかった症例 ... 73
  （右被殻部梗塞；左片麻痺）
- 症例2 筋緊張が強く、随意的な制御が困難な症例 ... 86
  （右被殻部出血；左片麻痺）
- 症例3 「今年は8月15日がない」という症例 ... 112
  （クモ膜下出血；左半側空間無視・左身体無視）
- 症例4 自分の感覚を他人に聞く症例 ... 122
  （左被殻部出血；右片麻痺・肢節運動失行）
- 症例5 肩の痛みで行為を創れない症例 ... 148
  （右被殻部出血；左片麻痺）
- 症例6 強い力で全身を固めて身体が変形した症例 ... 156
  （右被殻部出血；左片麻痺）
- 症例7 筋緊張が低く動きのない症例 ... 174
  （左放線冠梗塞；右片麻痺）

おわりに　181

あとがき　184

はじめに

　本書は片麻痺患者に対する、麻痺の改善を目的にした作業療法の具体的な提案である。

　それは例えば、共同運動パターンを呈するとか半側空間無視があるとか錯行為をするというような、作業療法士が観察や検査を通して捉える事実を、患者自身はどのように経験しているのか、どのような世界に生きているのかというもう一方の事実から評価してすり合わせ、患者が直面している、そして絡み取られているともいうべき問題を整理していくことで、その人の片麻痺という障害をより深く理解し、そこから提供すべき訓練を具体化して、治療を進めることである。
　臨床で出会う片麻痺患者が、作業療法士に訴えることは「手が動くようになりたい」ということであろう。彼らがリハビリテーションで達成したいのは、病前のように、自由に歩き、手を使って様々なことを成し遂げる生活なのである。そして身体というものは、そのような"何かを成し遂げる運動器官"であるだけでなく、自分自身のよりどころであり、核であり、そしてやや詩的に言えば魂のあるところでもある。自分という確固とした意識は、身体の自明の存在感と共にあり、それが当たり前の生活には必要なのだと思う。
　一方、片麻痺患者、特に左片麻痺患者に自分の身体について問うてみると、驚くような回答が返ってくる。「目をつぶると半身が消えます。ついている感じすらしません。身体が分かりません」「踵にでっかい肉球のようなもの、ほら虎とかのさ、それがくっついている感じで変」「脚の真ん中に鉄の棒が入っていて一本棒になっているので、うまく動かせない」「目で見ていても、自分の手のような感じがしません。他人の手みたいです」などなど。これらの言葉は、筆者が担当した患者から実際に聞いた本人の身体感である。彼らに共通しているのは、自分自身の身体の、というよりはむしろ身体を介しての自分自身の変質または喪失であり、それは「何だか自分自身がぼやけている」というある患者の言葉に端的に表されていると思う。その患者は、訓練によってそれが改善した時に「自分がはっきりした感じ、自分で考えられるって嬉しい」と笑顔で語ってくれた。このように考えると、片麻痺を、単なる運動機能の障害と考えることはできないと思う。片麻痺は、脳に生じた大き

なダメージによる、脳－身体の関係性の変質によって生じる結果の一部なのであり、片麻痺があるから動作を行えないのではなく、脳システムの変質があるから、片麻痺という身体状態で動作を行うことになるのだ。であれば、そのシステムの在り方を改変することで、片麻痺という身体状態を変えることができるかもしれない（右脳損傷と左脳損傷では、その脳機能の違いにより、麻痺を起こす根底にある病理が異なるが、本書では、そこの違いについて深くは触れていない。それは、左右を問わず片麻痺患者が外側から見える状況とは全く違う世界で生きていることについて、具体的に述べていきたいからである。そのため後半の症例については、身体像や自身の存在感という部分でより変質が顕著である右脳損傷患者が中心となっており、左脳損傷患者でも基本的に右脳損傷と似た病理を呈している症例を選択していることを断っておく）。

　また、本書の副題には、QOLの新しい意味を盛り込んでいるが、このQOLとは、患者自身が、それまでの様々な経験の延長上に、自分自身で選択決定していくものであることを示している。この"自分自身で選択決定していく"ことができるようになるには、前述のような"曖昧なおかしな感じ"では難しい。そして"経験が脳を変える"のであれば、その経験こそが、患者を新しいQOLの次元に向けることができるのである。その"経験"を作業療法の臨床の現場で提供できるとすれば、それはどのような訓練になるのだろうか。

　臨床の話を始めたいと思う。

第1章

the first chapter

片麻痺であるとは
どういうことだろうか

　私たちは、日々生活をしている。そこには身体を使って、様々な行為を創りだすという事実がある。まず当たり前のそこから、片麻痺ということを考えてみたい。

　例えば「歩く」こと。犬の散歩で河川敷を歩く時と友人の結婚式でホテルを歩く時、法事で斎場を歩く時、それぞれ全くと言ってもいいほど歩き方が異なると思うし、同じ犬の散歩でも疲れている時とそうでない時とでは違うだろう。歩幅やスピード、接地する時の圧などを直接には意識しなくても調整しているのだ。

　例えば「持つ」こと。カップでコーヒーを飲む場合も、カップが違えば持ち方は当然異なるし、一人で飲む時と恋人と飲む時、初対面の人と飲む時では異なるだろうし、ハイキングの最中と洒落たカフェでは、また異なるだろう。自然と姿勢も違えば味わいも違う。景品でもらったカップと大切な人からもらった特別なカップでも変わってくるに違いない。

　つまり「歩く」「持つ」という一つの言葉で表せる動作（と便宜上呼ぶ）でもその内面は複雑で、目的、場面（環境）、道具、そして身体状態や心理状態（文脈）によって大きく違う。この、その人にとっての目的や意味をもつ活動をここでは「行為」と呼んでおく。私たちの日常の活動はほぼすべて「行為」である。例えば同じ5kgであっても米袋を持つことと我が子を抱くことは、動作としては似ていても身体の使い方（力の入れ具合、接触の仕方など）も感触も感情も記憶も全く違う行為であり、異なる経験となる。子どもにとってもどんな時にどんなふうに抱かれるかで経験の質が変わる。私たちの身体が多種多様な質の経験を創りだすことが可能なのは、私たちの身体が運動の無限大のバリエーションの中から、極めて精緻な組み合わせを選択でき、それを構成できる能力を備えているからだ。経験の積み重ねが、

次の経験（行為）を創っていく。そして言うまでもなく、身体が無くてはいかなる行為も成立しない。

　もしも、その身体が生み出す行為の意味を感じられなかったら、どうなるのだろう。運動の選択肢が無限大ではなく、ある一定の限られた組み合わせしかなかったら、どんな動作となり、行為になるのか。そしてそれは自分が伝えたいメッセージを他者に発信したり、自分の想いが満たされる経験を創れるのだろうか。

　ある片麻痺患者は、「身体？　何しろ半身は死んでるんですから、無いようなものです」と言いながら、困った表情はなく、どこか他人事のように話している。ある患者は、非麻痺側の身体について「普通ですよ。こっちはいい方だから」と答える。しかし目をつぶってもらって、"いい方の手"を作業療法士が他動的に動かして空中に四角形を描き、どんな図形だったか問うと、全く分からないと言う。ある患者は、「手はこれだけ動きます。ほらね」と屈曲パターンのままで、勢いよく動かして見せている。「それは今、肩を動かしているんですか？　それとも手ですか？」と問うと「手です」と答えるが、閉眼でその手を作業療法士がゆっくりと動かしても「どこも動いてません」と答えている。ある患者は、他動的に肩や肘や手関節を動かして、どこが動いているのか問うと、すべて「手です」と回答する。ある患者は「こっちの指は伸びないんです」と麻痺側手を無理やり机上に押し付けて、上に錘を置こうとしている。「錘に触れた感じはしますか？」と問うと「全然しない」と答える。ある患者は、触っているものを識別しようとして、過剰な力で押し付けているが、屈曲パターンで手指は屈曲しており、全く触れていない。ある患者は、右を向いているのに、まっすぐ正面を見ていると言い切り、左側のものを無視していることに気がつかない。このような身体でいったいどんな経験が生まれるのだろうか。

　通常は、自分の身体を感じ取ることができる。見ていなくても身体がここに在るのだという確固とした信頼感が存在する*。そしてその身体で世界と様々に関わることができる（本書でいう世界とは、例えば洋服のように直接肌に接しているものや、歩く時の地面など、自分と関わる人や物なども含めた自分を取り巻く環境のことを指す）。身体のどこをどんなふうに触られたのか、自分がどのような物を触ったのかが分かるし、身体構造として無理がなければどんな姿勢でも自在にとれ、動くこと

---

*河本は、身体がここにあるという感じについて、姿勢のようなバランス感覚とも静止状態の運動感とも異なる"まさにここにあるという感じ"とし、それを身体内感と呼んでいる。これは、常に前景化しているわけではなく通常は意識に上らないが、注意を向けさえすればすぐに気づける感じである。手や足だけでなく、胃や心臓などの内臓のある感じも含まれ、誰がどう言おうと疑いもなく自分の身体がここにあるという感じ、を指している。

ができる。そこにあると分かっていれば見ないで物を取ることも階段を下りることもできるし、動きの模倣もできるし、言葉に従って動くこともできる。また、しようとした動きを途中で止めたり、全く別の動きに変えることもできる。実際に動かなくても様々な行為について視覚的に想像すること（視覚イメージ）も、触った感触や力の入れ具合や関節の動いた感じ（運動イメージ）を創ることもできる。

　さらには、そのような自由な身体を自在に使って道具を使用することもできる。例えば箸の先で触れた食材が煮えたかどうかを確認することもできるし、鉛筆の先が触れている紙面の形状や摩擦に応じて筆圧を調整することもできる。その箸さばきですらすべて同じ使い方ではなく、厚さや硬さ、形、重量に応じて使い分けすることもできる。そしてもちろん、どのような状況でどのような場で食するのかによっても、自在に変えることができる。

　以上のような観点から考えてみると、前述したような片麻痺患者の世界が、病前と比べていかに変質しているのかが想像できる。そして大切な点は、**そのような病前と比べての世界の変容が、患者本人には気づけておらず、歩けない、手が使えない、といった現象だけが確認されている**ということである。だから、彼らが自らそのことに気づくことは稀だ。しかし同時に、彼らは問われればそれについて語ってくれる。彼らの生きる世界がどのように変質しているのか、彼らが自分の身体をどのように感じ、どのように動いて、どのような経験をしているのか。患者のQOLを重視するならば、作業療法士は治療者としてその意味を考えていかなければならないだろう。その手がかりは本人に訊くことができるし、訊かなければ分からない。

　下條は、経験の積み重ねを"脳の来歴"**という言葉で表現しているが、患者にとっては作業療法も間違いなく一つの経験であり、訓練を通しての経験が、患者の新しい身体能力を創ることになる。上述のように身体が自分の身体として感じられないという患者は多く、非麻痺側で触っても、それが自分の身体と思えないとか、視覚的に見ていても他人の手のように感じてしまう、と訴える。当然、彼らにとってそのような身体は、"物"と同じ扱いになるし、例えば運動機能的に子供を抱くこ

**下條は脳の本質的な機能を、過去を現在に反映させる機能であるとし、その中核は、あらかじめ持っている遺伝情報と発生初期における経験を通した神経系の形成である。加えて、それぞれの時点でどのような環境要因がはたらいたか、またそれぞれの時点までにどのような身体機能が獲得されており、それがどのように感覚経験を変えたのか、さらに、現在の環境が過去の環境とどれぐらい違い、その現在の環境と脳が身体を介してどのように関わりあうのか。こうしたことすべてを含みこむ言葉として、脳の来歴としており、それは過去から現在に及ぶ、脳と身体の経験と、その経験を提供した世界の総体であるとしている。

とができるようになったとしても、自分のものと感じられないその手では"その子を慈しみ愛情を伝え、また自らも感じ取るという経験"を創ることはできない。つまり、抱きしめるという動作が可能でも"行為"にならないのである。それがいかに親としての幸福感を損なうものか、想像に難くない。このように考えていくと、**患者の様々な行為は、それ自体の動作は可能でも、そこに湧き上がる経験は、健常者のそれとは大きくかけ離れている可能性がある。だから作業療法士は動作の回復にとどまらず、経験を創っていく行為の回復を目指す。**そのためには、運動には無限大のバリエーションが必要だし、さらにその中からその時の目的や気分や状況に最もふさわしい動作を創りだすことのできる能力を備えた身体への回復を、臨床で実現する必要がある。そしてそのために、いかに適切な治療課題を提供するのか、そしてどのように身体についての質問をするのか、何をいつどのように訊くことができるかが実は極めて大切なのである。

そのような個人的な経験の内側をどうやって推測すればいいのか、次にその手がかりについて、具体的に、提案したいと思う。

第 2 章
the second chapter

患者の世界に接近するための手がかり
~一般的な検査場面からの展開~

　患者の個人的な経験の内側を理解するための手がかりの一つとして、患者本人の言葉を利用することができる。
　治療を進める上で有効な言葉に、客観的で他者でも確認しやすい内容と、主観的で本人にしか感じ取れない内容とがある。例えば「左脚が動かない」というのは客観的で、他者である作業療法士にも観察可能で同じように記述もできるが、「左脚に鉄の棒が入っていて一本棒になっている」というのは主観的で、その感覚は作業療法士には分からないし、当然同じように記述もできない。しかしそれが、まぎれもなく患者自身の身体の感じであるなら、それも非常に大切な評価ツールになる。なぜなら、"一本棒"という表現から、膝を過伸展状態で突っ張らせて歩くことの原因を推察することができるからである（一本棒なら曲げようとすれば折れてしまう）。そうすれば「膝を曲げて歩きましょう」という言語的な教示ではなく、"膝や足首が自由に折れ曲がる脚"のイメージを創ることを考えればよい、という治療の方向性が見いだせるからだ。しかし前述したように、患者本人が、そのような自身の変質を感じ取っていることは稀であり、作業療法士がただ漠然と「どんな感じがしますか？」と問いかけても、身体に注意を向けることすら難しい場合が多い。またそれが可能だとしても、どこにどのように注意を向けたらよいのか患者には分からない。
　では、どのようにして、患者から、その"変質ぶり"を聴くのか、臨床でその患者の声をどう生かせるのだろうか。本章では、筆者の実際の経験をもとに、イメージしやすい一般的な検査場面の中から、関節可動域テストとブルンストロームテスト、痙縮テスト、そして感覚テストを想定して説明する。そして、筋緊張の異常性や拘縮、亜脱臼といった作業療法士が観察できる患者の様々な障害が、そのような

変質によって生じていることとの関係性について述べる。なお、ここでいう"変質ぶりを聴く"ことは、**患者自身が"身体を感じ取ろうとすることで、自分が体験している世界に触れること"**（"自分で今の状態に気づくこと"）であり、**作業療法士は、あくまでも患者自身が自ら感じよう、探そうとするように手伝わなければならない**ということも確認したいと思う。

活用例1　関節可動域テストから患者の経験の内側に近づく

　関節可動域テストは、おそらくほとんどすべての片麻痺患者に実施すると思うが、この検査を使って患者の経験に近づく工夫をすることができる。

　例えばある患者の肘関節の測定をしようとして他動的に伸展させると、屈曲90°のところでそれ以上伸びなくなり、それ以上強く伸ばそうとすると痛みを訴えれば"伸展 −90°"となるだろう。その時、実は−100°位から作業療法士には非常に強い抵抗感（筋緊張の高まり）が感じられているのだが、患者は隣にいる他患者が行っているアクティビティを見ていて、特に抵抗感を感じている様子は観られない、という状況であれば、まずそこで、作業療法士が感じている変化を患者自身は感じていないのではないか、そこに大きな変質があるのではないかと見当がつく。

　ここでそれを患者自身に確認するために、まず動いていることが分かるかどうかに着目し「今肘の関節を動かされている感じはしますか？」と問いかけてみると、「えっ？」と自分の肘の方を振り向いて「うーん」と考え込んでいる。そこで「もう1回動かしてみますが、肘が動かされていることを感じるかどうか教えてください」と声かけして、再度肘関節を伸展する。患者は、今度は肘のあたりをじっと見ていて「うん、動いてますよ」と答えてくれる。この段階で作業療法士には、この患者が「少なくとも視覚情報があれば肘関節がどこなのか認識できているし、それが動いたことも理解できている」という評価ができる。

　次に、視覚的に確認しなくても分かるかどうかに着目し、閉眼になってもらって同様に行ってみると「え、全然分からないです。今動かしてますか？　もう一度やってみて」と驚き、「動いている感じがしません。それどころか腕がどうなっているのか分からない。感じてないみたいです」と答えた。そこから肘関節の深部感覚障害を有していることが分かる。やはり動かす側の作業療法士が感じている抵抗感も、患者自身には感じられていなかったのだ。

　ではもう一つ、接触の感覚はどうだろうか。引き続き閉眼で「今、あなたの腕を持っている私の手を感じることはできますか？　どこを持たれているのか分かりま

すか？」と問いかけると、「それも分からない」と答えた。つまり、肘関節の深部感覚も表在感覚も感じられていないことが分かる。

　以上から、この患者の"肘関節伸展 －90°"という客観的な評価は、患者本人の身体からとらえると、視覚情報がないと動いているかどうか分からず、触られているあるいは持たれているという感じもよく分からないという状態であることが分かる。詳しくは後述するが、この場合ともかく非麻痺側の肘関節で何回か実施して肘関節の動く感じに注意を向け感じてもらい、その後その動く感じをイメージしながら再度麻痺側で行ってみると、わずかだが感じられると言うことが多い。「あ、今動きました？　何となく感じます」と、考えながら答えている。「今動いているように感じますか？　それとも動いていないと感じますか？」と訊き、例えば「動いてません」と答えたら、実際に静止して「これが、動いていない感じです」と確認してもらい、その後「では、さっきの問題の状態をもう1回やってみるので、今と同じ感じがするのか、少し違う感じがするのか、比べてみてもらえますか？」と声かけして、比較してもらう。そのようなことを何度か繰り返すうちに、動き自体は感じられるようになった。

　そこで次に、「では今曲げられたのか伸ばされたのかは、分かりますか？」と運動方向を問うてみると、注意深く感じ取ろうとするが「分からない」と言う。しかし患者自身が肘関節の動きに注意を向けて何回か実施するうちに、当初作業療法士の手に感じられていた強い抵抗感が軽くなってきたために、再度測定してみると－45°まで可動域が拡大していた。

　つまり、注意を肘関節に向けて、そこからの感覚情報を感じ取ろうとした結果、上腕二頭筋や上腕三頭筋の痙縮が少し制御されて軽減したことになる。ここから、この患者の注意機能の質についての評価も可能だ。つまり患者は、指示された部位に選択的に注意を向けて、特定の深部感覚情報をとらえることができる、ということだ。ここから訓練への応用が考えられるだろう。

活用例2　ブルンストロームテストから患者の経験の内側に近づく

　麻痺側を自動で動かしてもらい、その状況を観るブルンストロームテストでも、同様に手がかりを得ることができる。
　例えば「腕は動かせますか？」という言葉に従って、ある患者が座位で麻痺側上肢を動かそうとすると、まず麻痺側下肢が持ち上がって、頭部も麻痺側に側屈し、上肢も屈曲パターンを呈しているとする。つまり同側性連合反応や屈曲共同パター

ンが認められており、ステージとしてはⅢ-Ⅲ-Ⅲということになるのだが、患者自身はそのような動き方を認識しているかどうかは分からない。

　そこで、このような客観的な観察結果を、患者自身はどう意識しているのかを確認するために、まず、「腕のどこを動かそうと思ったのですか？」と問いかけてみる。患者はちょっと考え「そんなこと考えませんでした。ともかく手はこれだけ動かせるって感じで」と答えた。ここから、この患者にとっては、肩も肘も手もすべて"手"として感じられており、そこには関節という分節が無いのではないかと推察できる。そこで、それらに対して、どのように注意を向けることが可能なのか、を問いかけてみることにする。「でも肘とか肩とか手首とか、大雑把でいいからいかがですか？」と問うと「それじゃ肩を動かします」と答えて動かすが、やはり肘関節の屈曲も伴う共同運動パターンとなってしまう。そこで「今、肩を動かしてくださいましたが、肘も一緒に曲がってしまっていたことは感じましたか？」「脚も持ち上がっていましたが、どうでしょうか？」と問うと「全然。そんなことになっていた？」と驚いている。

　そこでまず麻痺側肩関節を他動的に屈曲して、実際に股関節が屈曲して大腿部が持ち上がってくることを見てもらった。「あ、ほんとだ。持ち上がってる」と驚いている。次に、違いを確認してもらうために、非麻痺側の肩関節を他動的に（非麻痺側なので、完全な他動運動にはならない。自動介助運動となっている）動かして、肘関節が動かないことや、体幹筋がスムーズに伸張されて、股関節は屈曲することなく動かないでいることを確認してもらった。次に閉眼になってもらって、体性感覚（大腿部裏側が椅子から離れていないという触覚情報や、股関節が動かないでいるという運動覚や関節覚など）でも確認してもらったところ、「確かにお尻がしっかり安定している感じがします」と語った。再び麻痺側の肩関節を屈曲してみると、患者は「やっぱり浮き上がりますね」と、視覚で確認しながら、「（非麻痺側と比べると）お尻が落ち着かず安定していない感じです。ちゃんと（座面に）着いてない感じでつられていっちゃうね」と語り、やがて「分かりました。ここが突っ張る感じなんだ」と体幹を触った。「ではそこが、気持ちよくスーッと伸びるような感じになればいいんですかね」と声かけして、イメージを創ってもらう。

　その後行った肩関節屈曲では、肘関節の屈曲の度合いも小さくなり股関節屈曲は観られず脚の浮き上がりはなくなった。つまり、肩関節や股関節や肘関節の関節覚、そして体幹の筋感覚に注意を向けたことによって、連合運動が少し制御され、屈曲パターンも少し分離したことになる。そして本人も「何だか腕が軽くなりまし

た。楽に動きます」と変化を語った。ここから、特定の体性感覚情報に注意を向けることができるという注意機能の高さの評価や、さらに、注意を向ければ筋出力感覚もある程度知覚でき、痙縮を軽減させて分離を向上させることができることなどが評価できるだろう。ここまで評価できれば、ステージ的に同じⅢであっても、その内容はずいぶん違ってくるし、麻痺の改善のために、このような観点から、治療課題を組み立てることができるかもしれないというヒントになる。

活用例3　痙縮のテストから患者の経験の内側に近づく

　麻痺筋の痙縮を測定する場合も同様に考えることができる。例えば上腕二頭筋の痙縮の強さを測定するために、他動的に肘関節を伸展して、その抵抗感を作業療法士が知覚することは、日常行われている。

　ここでまず、作業療法士が抵抗感として知覚している筋緊張を、患者本人がどのように知覚しているのかについて問いかけてみることで、患者本人がどのような身体感覚でいるのかが推測できる。「動いていることは分かりますか？」と問い、それを感じることができなければ、動かす角度を大きくしていき、ここまで伸展すると知覚できるという角度を測定する。仮に静止時の角度が屈曲90°で、そこからゆっくりと伸展していき、30°伸展した部位で作業療法士が抵抗感を感じたら、それを問いかけてみる。「今、どんな感じですか？」「何か抵抗感は感じますか？」「力は入ってますか？」など。詳細は後述するが、どのような言葉を選択するかは、そのつど検討する。患者が「感じない」と回答すれば、その程度の筋緊張の変化は知覚できていないということが分かる。そして60°の時点で「あ、少し痛いです」と答えたとする。すると、ともかくこの伸張量で初めて筋緊張の変化を感じられたことになる。この時点で、患者は関節覚は感じ取れないが、筋が伸張されたという筋感覚は感じ取れていると推測できる。

　そして、それは動かす領域によっても変化する。ぎりぎりの最大可動域（この場合50°以上）辺りではわずかな動きでも「痛い、強く引っ張られた感じ」と知覚できるのに対し、30°辺りでは10°位動かしても知覚できない。また伸展する速度を変えて測定することもできる。ゆっくりと動かすと感じられなくても、少し速く動かすと抵抗感の強まりと共に、もっと小さな角度でも動きや筋感覚を感じ取れることもある。整理すると、動かす領域や角度や速度によって筋感覚が感じられたり感じられなかったりするということだ。その境界値を測定することで、その患者が日々どのような身体感覚で生きているのかが推測できる。そして、注意を向けてもらい

何回か繰り返していくうちに、徐々にその境界値が変化してくることが多いのだが、その変化がどのように生じるのかによって、注意機能や感覚機能の高さを評価することができる。例えば、何回か実施しただけで痙縮が軽減してきた場合は、選択的注意機能が高いと判断できるし、「引っ張られる感じはしないんだけど、何だか肘が動きました。今曲がりましたか？」などと、筋感覚だけでなく関節覚も感じ取れるようになれば、もしかしたら器質的な感覚障害は予想したよりも軽く、注意を向けられなかったことが大きいのかもしれないと推測できる。

　そもそも痙縮による高い筋緊張を全く感じ取れない状態（先の例では、静止時の肘関節屈曲90°ということは、健常者であればその時点で肘関節の形や上腕二頭筋などの筋感覚を感じているだろう）では、その患者にとっては"痙縮という異常な筋出力の高まりは存在しない"状態であると考えられる。だから「別にどこも力は入ってないんですが」と言いながら曲がった肘や指を非麻痺側で伸ばそうとすることになるのである。一方、もしも速度がゆっくりだと感じられないが、ある程度速く動かすと感じられる状態であれば、患者は自動運動を行う際に、運動覚のフィードバックが知覚可能な速い速度で動こうとすることが予測できる。作業療法士から観察すると、必要以上に粗暴に動いているように観えるかもしれないが、患者にとっては、その速度が「自分が動いている」ことを感じるために必要なのであり、特に速すぎるとは感じていないだろう。ということであれば、「もっとゆっくり動きましょう」と指示するよりも、速度を変えて動かし、その変化を感じ取ってもらうことで、遅い速度でも運動感を感じ取れるようになることで、ゆっくりとした動きを創れるようになる可能性の方が、高い。

　作業療法士が日常的に使用する関節可動域テスト、ブルンストロームテスト、痙縮テストの場面設定ですぐに実施可能な展開について触れながら、その検査値を出すだけではなく、その患者の行為を創る能力の評価が行える可能性について述べ、併せて患者本人の身体感を訊き、注意をそこへ向けてもらうことで、患者の体験の質をいくぶん変化させる可能性がある（すなわち患者の持つ能力を引き出して評価できる）ことを述べてきた。患者が自分自身で身体をどのように感じ取っているのか、そして自ら注意を向けて感じ取ろうとしているのか、という、感覚と注意の向かい方は、特に片麻痺では運動と感覚の関係性が変質しているために、非常に重要である。そこで、感覚テストでの展開についても以下に述べる。

活用例 4　感覚テストから患者の経験の内側に近づく

　感覚テストには、一般的に関節覚、運動覚、位置覚などの深部感覚テストと触覚、圧覚、温度覚などの表在感覚テストがある。ここではその分類に従って、深部感覚テストと表在感覚テストに分けて考えていくが、これまでのテスト場面の展開でも分かるように機能的にどうかという観点をもって患者の状態を調べていくと、それぞれの感覚を分けて考えたり、感覚と運動を分けて考えることが実は難しいことも分かると思う。また、表在感覚については、接触している身体と物のどちらに注意を向けるのかによって、その感じ方のありようが変わってくるので、そのような複雑な感覚機能についても言及する。そしてその上で、それら両方を同時に感じ取ることで成立する応用的な知覚について、述べていく。

　感覚とは、まずそれ自体を感じ取れることが基本であるけれども、それだけでは自分の意図に合った動作を創ることに利用することはできない。その感じ取れた感覚情報を、視覚情報や聴覚情報などとすり合わせて、その感覚の意味を創り（知覚）、そして最終的にはその知覚情報を必要な形に加工すること（認知）で、初めて適切な動作を創り、そして行為へとつなげることができるのである。例えば、私たちは見ないでも自分の手の存在感やどのような状態になっているのかを感じ取ることができるが、同時にその手を使って、触っている物の質感や大きさや重さなどを感じることもでき、それが何であるのか、過去の経験と照らし合わせて確定することもできる（詳細は次章で述べる）。感覚テストは、このような感覚－知覚－認知へと情報を加工していく基本的機能の評価なのである。

▶ 深部感覚テストから

　深部感覚には、関節覚、運動覚、筋感覚（抵抗感覚や伸張感など）などがあり、一般的には肢位模倣をもって評価することが多い。上肢であれば、例えば麻痺側の肩関節、肘関節、手関節を一定の形にした状態で作業療法士が保持し、非麻痺側で模倣するように指示するわけだが、模倣するためには、どの関節がどれくらいどの方向に動いて全体としてどのような形になっているかが分かり、その通りに非麻痺側の身体を制御できる必要がある。

　したがってまず単関節ずつ動かしてみて、関節の存在感が感じられるのか、動かされている感じはするのか、それはどちらの方向に動かされているように感じるのか、そしてどれぐらいの大きさ（角度、距離）動かされているのか、どの程度の速度

で動かされたのか、といった基本的な感覚を調べてみる必要があるだろう。この時点で「動かされているかどうか感じない」「動かされていることは分かるけど、どの関節なのか判らない」「手がどっち向いているのか分からない」「すごく固くて動かせてない感じです」「スピードなんて全然分かりません」などという言葉が返ってきたら、患者はそのままでは、非麻痺側で模倣するために必要な知覚情報を得ることはできないだろう。まずは問いかけてみることから開始するしかない。

　最初は運動覚から確認する。例えば肘関節を抵抗感のない範囲でゆっくりと屈伸してみて、「動いている感じはしますか？」と問いかけてみよう。「分からない。感じない」と言われたら、さらに注意を向けてもらうために、例えば非麻痺側の肘関節を屈伸して、その固有感覚を感じてもらうなどしてから、再度行ってみることも一つの方法である。やがて「動いてる感じがしてきました」と変わったら、ともかく運動覚の識別が可能になってきたのだから、次は関節覚に進む。

　「では肘を伸ばすか曲げるかしてみますから、目で見ないで感覚で答えてください」と指示し、ゆっくりと抵抗感のない範囲で動かしてみたところ「うーん、動いているのは分かるんだけど、曲がったか伸びたかは判らないな」と答えたら、丁寧に繰り返してみる。この時に重要なことは、「これが曲がった時の感じ」と覚えて回答することはさせないことである。患者は正解を求めて、自分で曲がった感覚を感じていなくても"これがそうか"と覚えこもうとすることがある。しかしあくまでも**本人が"曲がったような""伸びたような"感じがするということを感じ取ってもらうことが重要**である。屈曲を伸展と回答したら、繰り返し屈曲と伸展を行って、何か違う感じがしないか比較してもらい、区別がつくようになったら、肘関節の関節覚はある程度知覚できている、と評価できるだろう。ただし、ここでも丁寧な問いかけが必要となる。例えば「伸びた感じ」と回答した患者に、たとえそれが正解であったとしても、「どんなところから、それが分かったのですか？」と問いかけてみたら「ここ（大胸筋筋腹）が引っ張られた感じがしたから」と答えたとすると、この患者は肘の関節覚はまだ感じ取れないこと、しかし上腕二頭筋の伸張に伴って出現する大胸筋の筋収縮感は感じ取れることが分かる。すなわちそのような連合反応を感じ取れるということである。また「手が遠くに離れていったから、（肘が）伸びたんだと思いました」と回答した場合も、やはり肘関節の動きは感じ取れないこと、しかし手の存在を感じることはできる、つまり手のイメージはある、ということが分かる。このように、丁寧な問いかけによって、患者の体験をある程度推測することができる。

次に筋感覚を測定してみよう。例えば動かす速度の違いについて問いかけてみる。「これから肘を2回曲げてみますが、どっちの方が速く動かされたか感じてみてください」そして実施すると「判らない」とのこと。つまり運動覚も関節覚もある程度知覚できているが、筋感覚は知覚困難であると評価できる。ほかに重量を用いて筋感覚を測定することもできる。同じ形のペットボトルに水を入れれば重さ以外は同じ条件で簡単に2種類の重みを作ることができる。これを手の上に置き、あるいは把持できるのなら持ってもらい、重みの判別をしてもらうのである。運動機能が高い患者であれば、テンションの異なるゴムを引っ張って、どちらの方が強いのか識別することで筋感覚を測定することもできる。

以上のような比較的単純な深部覚情報の読み取りのほかに、より高い認知情報に加工できるのかテストすることもできる。それは、特定の関節覚や運動覚に選択的に注意を向けてただ感じ取るだけでなく、それをいったん記憶しておいて、他の情報（例えば視覚情報など）とすり合わせて統合するような機能を指す。難易度はターゲットになる関節の数を増やすだけでなく、単関節でも認知的な要素を増やすことで検査の内容をより複雑にしていくことができる。

例えば肩関節を作業療法士が他動的に操作して空間に円や四角形を描き、患者に関節覚を介してその形を問うといったことを通して観ることができる。この場合、肩関節がどのように動いたのかという関節覚を、円や四角形という形の視覚イメージ像とすり合わせて統合する必要がある。つまり、肩関節が屈曲−外転−伸展−内転の順番に動いたという関節覚を、視覚イメージとして四角形を描いたというようにつなげることが要求されるのである。もしも「肩は動きました。何だか上下に動かされました」と答えれば、この患者は"屈曲と伸展は知覚できている（どのように動いたのかの意味が分かっている）が、内転と外転は、それができなかったのではないか"との推測ができる。また「上−右−下−左に動いた感じがするけど、形になりませんでした」との回答であれば、"関節覚そのものはある程度知覚できていても、それを視覚イメージとつなげることができないのではないか"と疑うことができる。つまり、体性感覚情報を視覚情報とすり合わせて統合することができないということになる。失行症の患者では、このようなことが観察されることが多い。

また、例えば母指手根中手関節（CM関節）の関節覚の検査でも、単に大きく動かしたり小さく動かしたりしてその角度（開き具合）を答えてもらうといった単純な方法のほかに、厚さの異なる3種類の紙（トランプやカルタを用いて、2枚・5枚・10

枚というように作製できる）を母指と示指でピンチさせて、厚さの違いを視覚と関節覚で確認してもらってから、そのうちの1つを同様にピンチさせ、その厚さがどれかを問うというような方法を取ることもできる（肘関節屈曲で挟めば肘関節で、腋窩で挟めば肩関節でも実施することができる）。このようなタイプのテストは、問いに応じてその関節からの情報を意識的に選択したり記憶したり比較することが要求されるため、そのような筋道を立てる認知機能の評価を、併せて行える。この場合、ピンチした紙の厚さを答えるには、先に3種類をピンチした時の感覚を記憶しておき、それと現在の感覚を比較することが必要となるが、そのためには、正しく母指のCM関節の関節覚に注意を向けなければならない。例えばその際に患者が考え込みながら「ツルツルしてるけど…」などと言えば、患者の注意が、関節覚ではなく指腹部の触覚に向いていることが推測され、そのために回答できないでいることが分かる。つまり注意を向ける感覚情報の選択ミスが生じているのだが、患者には"懸命に触って確かめようとしているのに、よく分からない"という経験になっていると推測することができる。そう評価できれば、まずは患者に注意の向けどころを教えればよいということになるが、この場合の教えるとは、あくまでも患者自身に気づいてもらえるようにすることである。そこで例えば、非麻痺側手で質感の異なる紙をピンチしてもらい、触覚的な違いと厚さの違いは別の識別機能であり、この問題を解くためには触覚情報は役に立たないことを確認してもらったり、繰り返し非麻痺側でピンチしてもらって厚さの違いは手のどの部位の変化で分かるのかを考えてもらったり、あるいは作業療法士が患者の目の前でピンチをしてみせ視覚的にどこが変化するのかを見てもらうなど、方法はいくらでも考えることができるが、ともかくそうやって指腹の触覚ではなくCM関節の関節覚に注意を向けなければならないことに気づくように教える。そして、初めは選択できなかった、あるいは分からなかった運動覚や関節覚が、何回か考えているうちに分かるようになってきたら、そこにその患者の注意機能の高さを評価することができる。

　このように各関節の深部感覚のありようを確認したら、次はもっと複数の関節の関係性という複合的な情報をどれぐらい読み取ることができるのか確認する。
　「肩か肘か手首の関節を1つだけ動かしますから、どこが動いたのか教えてください」といった展開もその一例である。患者は、今度は3つの関節に同時に注意を向け、つまり注意を分散させた状態で特定の運動覚を探すことを要求される。また、「3つの関節を上（下、左、右）から順番に言うとどうなりますか？」というよ

うな問いにすれば、患者は、単に位置覚を知覚するだけでなく、肩肘手関節のすべてに注意を向けたままで、さらにそれらの関係性を視覚的にイメージしなければならないことになる。

　さらに「3つの関節を順番に動かしますので、その順番を教えてください」という問いにすれば、そのような注意機能と共に時系列に沿った記憶の保持と再生も必要となり、要求される機能はさらに複合的に高くなる。「2つの関節を同時に動かしますので、その2つがどこなのか教えてください」という問いにすれば、同時に複数の関節覚に注意を向け続けて同時に判断するという分散能力が、より高度になる。あるいは、「一番大きく動かしたのは、何番目に動かした、どの関節でしたか？」などとタスクの数と内容を多く複雑にすることもできる。そうすることで、注意機能の分散や、時系列に沿った記憶のほかに、関節覚情報と筋感覚情報を組み合わせ、さらにその筋の伸張感覚を量的に比較判断することが要求されることになるのだが、このように内容を少しずつ複雑にして難易度を高くすることで、どの機能にエラーが生じているのかを評価することができる。もしも注意の分散機能に問題があり、1つの部位にしか注意を向け続けることができないとしたら、その患者は例えば立ち上がる際に足底がしっかり床に着いているかどうかに注意を向けたら、それ以外の身体部位には向けられない可能性があり、そのために立ち上がりで上肢が屈曲パターンを創ってしまっていても気がつかないかもしれない。

　また例えば、前腕回外位で大腿部の上に置かれた左手の環指中手指節関節（MP関節）を軽く動かし「どの指が動かされましたか？」と問いかけて、閉眼で「薬指」と回答すれば、この答え自体は合っているのだが、しかしそれだけで固有の指のイメージが問題なく形づくられているということにはならない。手は、他の器官と異なり360°どこにでも向き、どこの空間でも適切に調整できる必要があり、"使える手"を目指すのであれば、もう少し細かく探る必要がある。例えば続けて回内位にして同じように環指を動かすと「人差し指」と回答したとする。「どうしてそう思ったんですか？」と訊いてみると「右から2つ目だと思ったので」と回答した。ここから、この患者がどのような思考を組み、どのような感覚の世界に生きているのかを推測することができる。動きは分かるのだから環指MP関節の関節覚は感じられているが、前腕の状態と統合されていないのではないか、つまり回内外を知覚する関節覚や筋感覚とMP関節の関節覚が適正に統合されておらず、上肢全体のイメージがうまく創れていないのではないか、そんな状態が考えられる。そこでまず、回外位と回内位で指の並びが逆になることを見ながら確認し、体性感覚でもそれが感

じられるのかどうかについて体験してもらう。何回か実施するうちに「ああ、何となくですが、ここ（肘）から先が全部ひっくり返る感じが分かります」と、知覚の幅が広がってきたところで、上記の問題を再度行ってみると、今度は正解となり「手の感じがはっきりしました」と感想を語ってくれた。
　このようにして、単純な感覚情報から複合的な感覚情報へと、測定を進めていくことで、患者の感覚機能の実態を推測でき、その状態で日々過ごしているその人の生活のありように接近することができる。
　例えば左片麻痺の患者によくみられる「別に困っていることはないですよ」という言葉も、もしかしたらこのような、感覚機能障害を全く感じられていないことに起因するのかもしれず、そうであれば患者は、本当に"困るという経験はしていない"のである。作業療法士から観える患者のありようは、明らかに"困ることの連続"であったとしても、患者は"何も困っていない"という経験を積み重ねながら、日々過ごしていることになるのだ。であれば、まず患者に自分のありようの実際を感じてもらうことから開始しなければならないだろう。

▶ 表在感覚テストから

　次に表在感覚についても、その展開について考えてみる。
　触覚のテストは、通常は、筆などで触り、感じるかどうかや感じた部位を問うが、その際にも、患者自身の感覚世界を訊き出す工夫をすることができる。まず感じるか感じないか、とてもはっきりと感じるのか、かすかに何となくしか感じないのか、触れられたことは感じられるけれども、どのように接触されたのかの内容（部位、形状、速度、強度など）は判別できないのか、そして注意を向けて集中すれば知覚できるが、そうでないとできないのか、など丁寧に問いかけることで、何がどのように知覚できて何ができないのかを評価することができる。それによって患者の感じている身体感覚を推測することができ、その身体で創る動作のありようも必然的にそうなっていると考えれば、経験する行為の意味を想像することもできる。
　もしも患者が接触感すら感じ取れない状態であれば、まずは触れているか何も触れていないかの識別から開始する。何も触れていない感じと触れている感じを、例えば触れるものの質感を変えたり（例えば柔らかいタオルで触れるのと硬いペグの先で触れるなど）触れる圧を変えてみたり動かしてみたりして、何か違いがないか探してもらうのである。注意を向けていくことで、わずかだが違いが判るようになることが多く、そこから開始するのがよい。

次はどのように触れられたのかである。例えば前腕部を触れる際に「縦線を描くように触るか横線なのか、考えてみてください」とか「手のひらに指で図形の丸か四角を描きますので、それを答えてください」などと問うことができる。形は判別できなくても方向はできるのか、両方とも判別できるが大きさの違いは判らないのか、一つ一つ丁寧に訊いていく必要がある。例えば"縦線"であることは分かっても長さが分からないのであれば、「触り始めた、つまり縦の線を描き始めたと感じた瞬間に"はい"とお声かけしてください。そして私の指が止まったら（あるいは離れたら）また"はい"と言ってください」などと展開することもできる。要するに出発点と終着点を感じ取れるのかということで、そこが曖昧であれば長さが分からなくても当然であろう。しかし、このことが分かるということは皮膚のどの部位からでも触覚情報を瞬時に選択して、その情報の出所を確定できるという知覚機能があるということであり、中枢性の感覚障害を有する片麻痺患者では、困難であることが多い。

　また、触れている身体部位について問うこともできる。「どこを触っているのか、もう一方の手で示してください」といった方法のほかに、「今触っているのは、肘よりも上か下か、またはちょうど肘の関節のところなのか分かりますか？」というような問いで、肘という身体部位の存在感や位置の認識について、どのように感じているのか探ることもできる。「肘あたりだと思うけど、上か下か判らない」というような回答が得られたら、そこから、肘の存在感は感じられていることや、もう少し細かい肘関節のイメージは困難であることが推測される。そこで例えば肩峰を触り、そこが肩であることが分かったら、「ここから下にずっと触っていきますので、ちょうど肘に来たと思ったら"はい"と言ってください」などの問いによって、患者に肩と肘の位置関係について注意を向けてもらう。この場合も、動かしていく速度を極めてゆっくりとすれば判別できても、少し速く動かすと全く判らないなら、注意を向けられてもそれを解釈していくのに時間を要するのかもしれないことが推察できる。逆に、ある程度速いと指摘できるのにゆっくりだと判らないのであれば、注意の持続に問題があるのかもしれないと考えることができる。肘頭や内側のしわの部分で実施してみたり、あるいは肘関節の周径をぐるりと触り、その円を描くような軌跡を接触感として辿れるのかなど、方法はたくさん考えられる。「2か所同時に触りますので教えてください」などと注意機能の分散を要求するような形にすることもできる。指を順番に触りその順番を問うような形にすれば、その患者の短期的な記憶力や5本の指の存在感やイメージの精度も推測することができる。

手には本来、極めて高い接触機能がある。物に触れた際に、表面と共にその向こう側もただちに分かる。例えばサンドイッチをつまんだ際にやわらかいパンとその向こう側に挟まっている硬いきゅうりも分かるから、上手に持ちきゅうりも落とさないように食べることができるし、パンよりもさらに軟らかい卵であっても、やはり上手に扱うことができる。だから、手の機能の回復にとって触覚機能の再獲得が非常に重要なのだが、片麻痺患者は触覚や圧覚がほとんど感じ取れないことが多い。しかし注意を向けることで回復させることが可能な場合があるので、特に丁寧にみていく必要がある。

　もう一つ、表在感覚のテストで考慮すべきは、「物」（や作業療法士の手）と身体との接触面をどう問うかである。これは、手足体幹といった身体各部で何か自分の身体ではない物を触っている時、その感じた質感が、自分の身体に属する質感（身体感）なのか身体の向こう側の物に属する質感（物の属性）なのか、という違いである。

　例えば手でペットボトルを触ることを考えてみる。プラスチックの固さやボトルの凸凹の形はペットボトルに属する質感であり、ひやりとした冷たい感触や蓋の角で押された圧覚は自分の手に属する質感である。もう少し具体的にいうと、例えばペンを指先でピンチすると、ペンの丸さや太さといったペンの形状を感じると思う。一方ピンチしたことで指腹部の皮膚は圧迫されて凹んでいるはずである。しかし、そのことは特別に意識しなければ感じず、凹みではなくペンの丸い出っ張りを感じるだろう。ペットボトルでいえば、蓋をつまんでみれば、自分の指は押されて凹んだという質感であるが、蓋を感じると凹みではなく角がとびでているという凸の質感になる。物それ自体を感じるのか、それを触れている自分の身体の変化を感じるのかで、動作の構築が変わってくるし、脳の活性化される領域も変わってくる。患者が、このどちらを感じているのかは、患者の言葉から推察することもできる。詳細はのちに述べるが、例えばスポンジを押した場合、「強い感じ」という表現は自分の手に生じた変化であり「硬い感じ」はスポンジの質感であると考えることができる。

　自分の身体と物（や他者）との間に存在するどちらともいえない接触面について、このような2通りの感じ方が成立するのだが、通常私たちの意識の前景にあるのは、前述したように身体の向こう側、つまり物に属する質感であることが多い。物の方に焦点が当たっており、例えばコップを持っている時に感じるのはコップであって、それを把持している指の形やコップと接している手掌の部位や関節の曲げ具合や筋緊張や圧覚などが前面に感じられることはない。しかしそれら両面は常に

一体であり、必要があればいつでも自由に自分の手の方にも焦点を変えることができる。指先が荒れてガサガサになっている時は、コップのつるんとした感触と同時に指先のがさつきをも感じるものだ。通常は意識せず、目的に応じて焦点を当てているのである。したがって、行為の質を問うならばそのような触覚の機能を再構築することを目指さなければならない。

　そのように考えると前述のような問いかけは、すべて身体に注意を向けて身体に生じた何らかの変化をそのまま感じ取れば回答できる内容であるため、同時に、その変化を手がかりとして身体の向こう側にあるものの質感を感じられるかどうか、つまり身体の向こう側をも確認する必要がある。自分の身体に生じた圧覚から「何かに触っている」と判断できたとしても、その物の質感（ツルツルしているのかザラザラしているのか、滑りやすいのかそうでないのか、硬いのか軟らかいのか、表面が平らなのか凹凸があるのかなど）を感じることができない状態で物を把持することになれば、筋出力を高くして感じる筋感覚や、物と手の間に生じる強い圧覚や抵抗感をもって"しっかり持っている"と実感してしまうために、必要以上に筋出力を上げてしまい、結果的に物を弾いてしまうなど、適切に把持できなくなる可能性がある。

　そこで次に、身体の向こう側の感覚についても問いかけてみる。例えば「筆の毛の方か軸の方かどちらで触っていますか？」とか、「筆か私（作業療法士）の指かどちらだと思いますか？」という問いかけも、すぐにできると思う。あるいは患者の手を、机かタオルの上に置いて、「手は机の上にありますかタオルの上にありますか？」と訊いてみればいいと思う。しかし繰り返し述べてきたように、その回答をどんな情報から判断しているのかを、問いかけて確かめなければならない。「どうしてそう思ったんですか？」「どんな感じから、そう判断されましたか？」というように訊いてみる。もしも「ちょっと痛い感じがしたので、筆じゃなくて軸の方だと思いました」とか「動かした時に抵抗感があったので、机じゃなくてタオルかなと思いました」などと回答したら、患者は自分の身体に生じた何らかの変化から、無理やり向こう側のものを判断している可能性が高く、筆やタオルを感じているわけではないことが推察できる。何かを触っていることは感じても、それが机のツルツルした平らな冷たい感じなのか、タオルのふわふわした柔らかい温かい感じなのか、が判別できないとしたら、それはどのような生活になるのだろうか？　猫好きの人が猫を触った時に、あの柔らかい温かい丸い感じを感じられないことを想像してみればいいだろう。そして、触れられたことは自分の身体で感じられても、何が触れたのか、その対象物を判別することができないとしたら、そのような身体で物

に触れたり操作するなど、とても適切に行える状態ではないだろう。"向こう側を感じる"とは、身体に生じた何らかの変化をそのまま知覚するのではなく、それを手がかりとして利用するという応用的な知覚体験であり、身体を取り巻く世界を探索し、それらの意味を決定するという高い機能である。つまり、物に属する質感も、物との相互作用によって身体が受容した情報を中枢神経系が解釈した結果であり、片麻痺患者ではその働きが変質しているから物の質感も意味も変質する、と考えることができる。

▶ **表在感覚と深部感覚の統合をみるテストから**

　さらに、表在感覚と深部感覚とを統合して知覚する機能を確認する。例えば、患者の手を他動的に操作して、机上の筆を触らせる。「筆は縦に置いてありますか？ 横ですか？」と問えばよい。筆と机を感じ分けるのは触圧覚だし、縦横を判別するのは辿った時に動かされた肩や肘の関節覚になる。ゴニオメーターを横または縦に置き、どちらが丸くなっている方か向きを問うことでも可能だろう。タオルか本を患者の正面か横に置いて、それを他動的に触らせて、「どちらがどこにありますか？」と問うことでも可能だ。質感の異なる紙を並べて置き、それを触らせてその配列（例えばツルツル紙が左でザラザラ紙が右とか、ツルツルが上でザラザラが下など）を問うなどと展開することもできる。この場合、ツルツルザラザラといった紙の質感（タオルと本も同様）は表在覚で、上下、左右に並んでいるという配列は深部覚で創る情報となる。例えば机上に並べた2つの素材の紙を触る時、上下であれば主として肘関節の屈伸か肩関節の屈伸によってその配列を感じることになるし、左右であれば肩関節の内外転または内外旋となるだろう。例えば"外に開いている今触っているのはザラザラで、閉じている今触っているのがツルツル、ということは左がザラザラで右がツルツル（左手の場合）"という具合である。さらにそれらに加えて、形状（凸凹、平らなど）、硬さなどの知覚や置かれている面（水平面、矢状面、前額面）を判別できるかどうかまでを問えば、さらに患者の体験世界に近づくヒントを得られるだろう。つまり、表在覚のテストで知覚できたものを、深部覚とうまくすり合わせて統合することで、身体の向こう側の世界を明確に知覚することができるのかどうかをみるということなのである。

　このように、体性感覚には実に深い意味があり、それが直接運動機能に関わっているために、運動の質を変えていこうとするのであれば、細かく評価する必要がある。

また、前述したように注意機能との関係性も高いため、それも評価する必要がある。単純な問いかけから始め、患者の状態に合わせて適切な範囲で複雑にしていくのである。患者は、テストの内容が複雑になるほど、必要な感覚はすべて知覚でき不要な感覚は無視できるのかという注意の選択性や、適切にその情報を組み合わせて解釈できるのか、といった多くの機能を要求されることになるが、現実の生活行為は、当然このような複合的な知覚をはじめ非常に複雑な認知機能によって成立しているのだから、患者の生活そのものに治療を通して介入するためには、このような観点からの評価が必要となる。

　そして、これらの知覚が、注意を集中した時に可能になることなのか、それとも不意に問いかけても即座に判別できるのかで、生活動作に汎化するかしないかの違いとなる。いわゆる"できるADLとしているADL"の乖離となって現れてくるに違いない。この乖離は、決して患者の意欲や努力の不足によって生じるものではないのである。

　このことは、治療を考える上で実は非常に重要である。例えば通常の感覚テストでは7/10であっても、車椅子から普通の椅子やベッドに移乗した際に麻痺側の手を非麻痺側の手で探す様子が観られたり、線分二等分線やダブルデイジーでは大まかに描けているのに病棟では左手を車椅子と壁との間に挟んでいたりするのは、注意の状態によって知覚情報の利用ができたりできにくかったりするということであり、要するに特別に注意を向けなければ、感覚情報を感じ取って動作の構成に利用することができないということである。しかし始終特別な注意を払うことは、脳機能にとって無理なことであるために、通常の生活での所作が、特別に注意を向けて行う検査の結果から作業療法士が予測することと乖離してしまうし、患者自身はそのことに気づけないために、左手を挟むような状態になったとしても"困らない"ことになる。私たちは何かに気づいたときに注意を払うのだから、患者に常に左側に注意するように求めることはできないし、患者は注意を向けること自体が難しい。患者が自分で適切に注意を向けられるように治療を考えていく必要があるだろう。

　以上、深部覚と表在覚のテストから、患者の身体感覚を探る多くのヒントを得ることができることを述べてきたが、さらにこれらの中で、左半球損傷に伴って出現しやすい失行や失認といった高次脳機能障害の状態も確認することができる。

　例えば、求める内容（文脈）を変えた時に、その変化を理解できない場合がある。

「3つの関節を上から順番に言ってください」という上述の問題を「今度は下から言ってください」と変えた時に混乱したり、上からの順番をそのまま回答してしまったりすることがある。また「3つの関節の2つを動かしますので、動いた関節を答えてください」という問題の後に「動かなかった関節を答えてください」と変えることで混乱することも、臨床上観られる。文脈の変化をとらえられないのである。

　また例えば紙に縦線を描き、上に1、下に2と記して、患者の手をそのどちらかに置いてみる。「今1にありますか？　2ですか？」と問いかけると「1です」ではなく「上です」と回答するようなこともある。位置的には合っているので、答えるべきことは分かっており、それに必要な関節覚、位置覚も知覚できていることが分かるが、回答を、求められた形式に当てはめられていないことが分かる。つまり得られた知覚情報を提示された選択肢に合うように加工する過程に問題があることになる。

　あるいは、上述のように肩関節で図形を描いてその形を判別してもらうと、閉眼での関節覚では正解できるのに、それを視覚で確認するとその形として認識できない（体性感覚情報と視覚情報が一致しない）こともある。また、麻痺側の関節、例えば手関節を屈伸して、それを非麻痺側で模倣するような課題で「手首ですね」と言いながら、肘関節やMP関節を屈伸するようなことも、しばしば観られている。

　これらの現象は、作業療法士が、患者のふるまいから、その患者の生きている世界に接近して、そのありようを推測しようとしなければ、些細なミスとして見落とされてしまうこともあるのだが、実は"何となく拙劣で変な動き方をする"という印象を受ける患者では、失行症状を評価する上で重要な観察点である。

　このように、形は感覚テストであっても、そこから多くの情報を得ることができるのである。

第3章

the third chapter

片麻痺患者の特徴的な動きの必然性と変化の可能性

　ここまで示してきたように、日常行っている検査場面でも患者に問いかけて語ってもらい、特定の体性感覚情報に注意を向けてもらうことで、患者がどのような能力を持ち、またどのような問題を抱えているかを、より詳細に理解できる。何よりも患者本人に自らの身体感覚と向き合う場を提供することができる。患者本人が「あれ？」と驚いた時に、彼らは自らの身体に注意を向けて、そのありようを探すというフィールドワークを開始するようになり、生活での様々な感覚体験を報告してくれたり疑問を訊いてくれるようになる。

　「一昨日、寝ようとしていたら、右手（麻痺側）が何かに当たっていると感じたんですよ。で、見てみたらなんとシーツに触れていたんです。つまりシーツに触っている感じが、初めて感じられたということですよね。でもシーツの感じはしなかったけど。でもこの手が何かを触っているのを感じたのは初めてです」と笑顔で報告してくれた患者もいるし、非麻痺側手で麻痺側の手を把持して肘関節を動かしながら「肘を動かしても、手だけが動く感じがするんです。お化けのろくろ首みたいな、いわばろくろ手ですよ。僕は肘が分かんないみたいだな。変ですね」と肘関節の存在感や上腕－前腕のつながりを感じられないことに気づき、自ら肘に注意を向ける患者もいた。このように、患者自ら、自分の身体のありようについて思考することは、病理を克服することに直結するのだが、そのためには患者は、丁寧に工夫された問題を通して新しい経験を積み重ねる必要があり、それが作業療法士の計画する訓練課題ということになる。

　そのような課題は、どうやって創っていけばいいのだろうか。既に述べてきた通り、患者の異常な動きそのものを細かく分析するだけでは不十分である。その動き

が、どのような機能の統合として発現しているのか、という背景を考えなければならない。臨床は、どのような理論に立脚し、何をどのように観て評価（解釈）するかで行うべきことが決まるが、本書で紹介する治療方略は、**人の運動・行為の障害を、筋力や関節可動域や反射などの直接的な運動のありようだけからとらえないで、それらを"結果"として創出する認知過程・脳機能の組織化・身体の組織化から理解しようとするものである。**

ここでまず、健常者の自由自在な身体のありようが、どのようなメカニズムで生み出されるのかについてごく簡単に確認してから（詳細は成書参照）患者の病態の理解へと進めていくことにする。ここでいう病態の理解とは、**根底にある問題（病理）を推測し、その問題があるがゆえに創られる身体状況や、選択される一連の動作についての関係性を見つけ、そしてそのような行為がどんな経験となってさらなる病理の強化につながるのかという、患者の内的な世界（認知過程）の変容が、環境との相互作用のあり方（世界の意味）の変質につながっていく、その構造を考える**ということである。

1 自由な運動を生み出すメカニズム

ヒトの脳には、各機能に関する局在性がみられるが、かといって機能一つ一つに対応する脳領域があるのではないことは周知の事実である。ヒトが何かを経験している時、脳の神経細胞同士のつながりは絶え間なく変化し続けている。よく知られている随意運動メカニズムでは、何かをしようとする意図は前頭前野が活性化して生まれ、各連合野間での連携で運動プランが作成されると言われている。その際に基本となるのが、頭頂葉角回が重要な役割を担っているとされる身体像である。身体像とは視覚的、運動感覚的にイメージできる身体のありようを創るものである。例えば実際に自分の腰の周径など測ったこともなく数値は分からなくても、店先で見た服が入るかどうかはおおよそ見当がつくし、雑貨屋などの狭い店内では骨盤周径を知らなくても自然に横向きになったりする。しかも腰に下げたバッグの分まで計算しているのである。目の前のものを取ろうとした際にも、距離的に肘関節を伸ばせば到達するのか肩関節も使う必要があるのか、股関節を屈曲して身を乗り出さないとできないのか、立ち上がって歩く必要があるのか、正確に判断できている。

このような身体像を基に、各連合野間で運動プランが創られ、それは遠心性コピーとして小脳に送られ、小脳を中心にシミュレーションが行われる。その結果極

めて高い精度の運動プランが作成され、最終的に第一次運動野から脊髄に送られる。脳では小脳でのシミュレーションにおいて、フィードバックされるであろう感覚情報を保持しており（予測）、実際に生じた感覚情報とマッチングを行う。それは、通常は一致するが、例えば石だと思って触ったらスポンジのおもちゃだったり、水がたくさん入っていると予測して持ち上げたやかんが予想外に軽いなど、一致しない時もあり、そのような場合には予測と異なる体性感覚に注意が向き、驚きと共にいったん動作が止まることもある。しかし通常は一致するため、特に注意を向けることもなく、動作は自然に連続していく。

　つまり私たちは、実際に動く前に脳の中の身体像で運動をイメージし、実行し、上手くいかなければ修正している。私たちは動きながら（一見静止していても）、途切れることなく身体から得る情報を、特にそれと意識せずとも選択して解釈して、運動の予測と結果の照合を行い、運動プログラムを更新し、身体像を常に最新のものにアップデートしているのである。そのため、急に太ったりやせたりする体型の変化や、様々な踵の高さの靴にも容易に合わせることができ、特に問題なく生活していけるのである。

　このような身体像を基にした動きのイメージは、視覚表象でのイメージ（視覚イメージ）にしろ体性感覚表象でのイメージ（運動イメージ）にしろ、脳の認知過程の処理の中で構築されるものである。

　認知過程とは、多くの情報を知覚し、その中から特定の情報に注意を向けて、その情報をいったん記憶して、過去の経験から得られた記憶のデータと照らし合わせることで、その内容を判断し言語化することである。それらは総体として経験の記憶となって新たに脳内に蓄積される。

　例えば、ポケットの中に自転車の鍵と小銭とハンカチが入っているが、その中から鍵を取り出そうとする場面を考えてみると、周りから聞こえる音や一緒にいる友人の声といった聴覚情報や、自転車をはじめとする多くの視覚情報、さらには近くの店から漂うコーヒーの匂いという嗅覚情報、そして身体の隅々から感覚神経を介して上行する体性感覚情報などが、一斉に脳にアクセスしてくる。必要があれば、そのどの情報にも注意を向けることはできる。しかし私たちは、この場合ポケットの中で探る手指が触れるものの感触（触覚や圧覚や温冷覚、指の関節覚や筋感覚という鍵を認識するために必要な情報）にだけ注意を向けて、過去に触った鍵の情報（形や大きさや厚みや重みや触感など）とすり合わせて判断する。そして「あ、これだ」と分かる（内言語化する）と取り出すことができる。このような心的過程は、聴覚系

ではいわゆるカクテルパーティ効果*として知られているが、このように動作を構築する場面においても成立するといえる。ではなぜ鍵を「鍵」として判断するために必要な情報を得ることができるのだろうか。これは随意運動メカニズムにおいて非常に重要な点であり、概念や言語の形成と切り離して考えることはできない。

　私たちが動いたり物を操作したり言葉で考えたりする上で大切な脳の働きに、様々な感覚器官を通した経験の統合という過程がある（これは頭頂連合野の重要な働きであるが、先に述べたように、ここには自己の身体像が投射される領域（頭頂葉角回）もある）。図1に示されているように、見たり聞いたり触ったりして得た情報は、それぞれの対応領域から下頭頂小葉に投射され、それぞれの情報が統合される。これにより、例えば「カレー」という概念が形成され、視覚でも嗅覚でも味覚でもカレーという言葉からでもすべてカレーを想起できるようになる。つまりどの感覚モダリティ（様相）でも同一の対象を認識できるのである。また、カレーの匂いが漂うとカレーの味を感じるのは、複数の感覚情報に反応するニューロンの介在によって嗅覚情報と味覚情報が統合されて、嗅覚情報から味覚情報を引き起こす（変換される）からであり、お皿に盛られたおいしそうな映像まで浮き上がってくれば、視覚情報との変換もなされたことになる。そこからさらに高次な情報処理がなされ、カレーを食べている自分を感じること（イメージすること）もあるし、あるいは子供が喜んで食べている情景を思い浮かべて、夕飯はカレーにしようと決めることもあるだろう。だがその時に思い浮かべるカレーは、人それぞれ味や見た目や作り方が異なるし、どう感じるかは、カレーを好きかそうでもないかでも、その時に空腹かどうかでも違ってくるだろう。

　聴覚も同様で、例えばどこからか「風鈴」の音がすれば、風鈴の画像が思い浮かぶということは、聴覚情報と視覚情報の変換によるものであり、さらにそれが風鈴の感触の想起にもつながるのであれば、体性感覚情報との変換もなされているということである。そしてその時イメージされる風鈴は、人それぞれ異なる形の色合いの材質のものであろうし、それによって想起される感触や重みや音色も異なるであろう。さらにそこから、風鈴のイメージから涼やかな風の感触を感じたり、過去の遠い日に田舎で過ごした風景やその時に食べたスイカの味まで感じたりするような

---

* 選択的注意機能の一つ。パーティでは、様々な人々の会話が飛び交わされているにもかかわらず、話し相手の音声を聴き取ることができるというものである。自分で関心のある情報に注意を向けて、不要な情報と区別して必要な情報だけを選択して知覚する過程である。

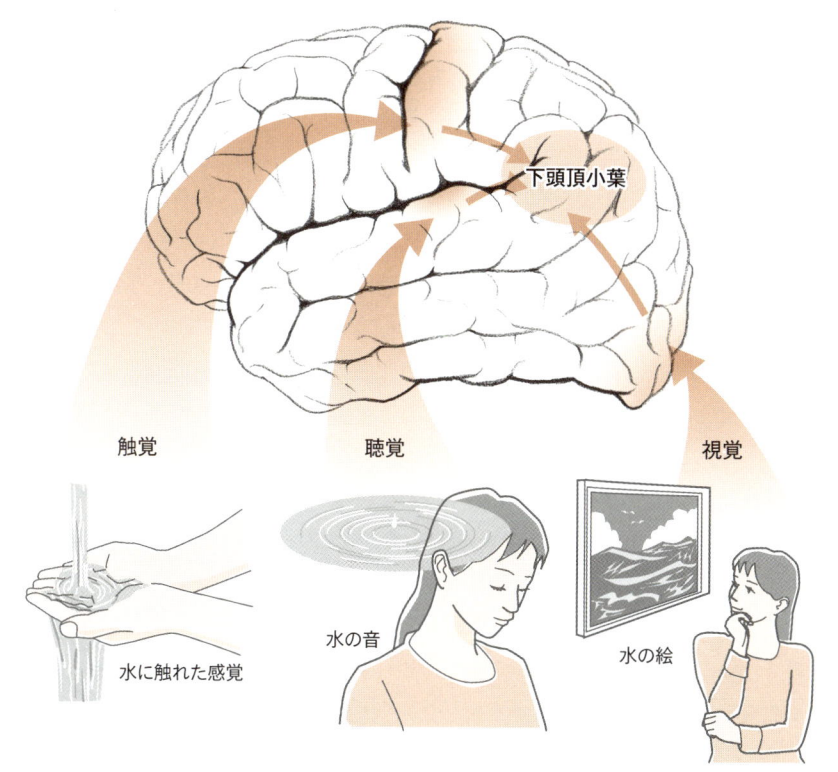

図1 ◆ 下頭頂小葉の役割を表した模式図
水に触れた触覚的経験、水の音を聞いた聴覚的経験、水の絵や実際の川や海を見た視覚的経験、さらには水の匂いや水の味といった嗅覚的経験、味覚的経験が下頭頂小葉（ブロードマンエリア39, 40野）で統合されて、水の概念が形成されることを示している（森岡周ほか：脳を学ぶ3. p.89, 協同医書出版社, 2011より）。

こともある。情報の統合によって形成された概念やそれを表す言葉には、他者と共有できる一般的な意味以上に、個人的な多くの経験（記憶）がつながっているともいえる。

　そして下頭頂小葉は、何かの動作を行う際にも重要なハブとしての機能を果たしている。例えば目の前に置かれているカップに入った紅茶を飲もうとすると、まずは視覚情報で大まかな位置を確認し、必要な上肢や手の動きを行った際にフィードバックされるであろう運動覚や関節覚や筋感覚や触覚、重量覚などが予測され、さらに味の予測もなされて、それらの情報がこの下頭頂小葉にて統合されて運動プランが構成される。そして実行した運動の結果としてそれぞれのフィードバック情報がアップされて、比較照合される。つまり、脳で創られた運動プランを身体で遂行

することで、身体と環境（床や椅子の座面、把持している物など）との適切な相互作用が生じることになる。図2に示した円環図は、情報を収集するために脳で計画された運動プランによって筋収縮が起き、それによって外部世界との相互関係を通して、脳で情報を創り、再び次の運動プランを計画していく様子を模式化している。

　この情報の統合に関連して強調しておきたいことは、上記のような様々なイメージが非常にプライベートなものであることである。つまり脳は、私たちが社会的な存在となるための情報を創る器官であると同時に完全にプライベートな情報を創る器官であるといえる。だからこそ、同じ動作をするにも、経験によってそのふるまいが個人個人で異なるのである。立ち方、歩き方や座り方の姿勢だけでなく、例えばカップを持つにしても、それぞれ違う持ち方をするのである。そのような一つの動作を行う際にどのような所作で実行するのかについては、他者が決められるものではない。しかし、そのようなプライベートな経験という領域に接近するために、特別に工夫された問いかけや課題を通して、患者が語る言葉を利用することができることは、本書の初めから述べてきた通りである。

　健常者が創りだす運動プランは、意図した目的を達成するために適した運動プランであり、その発現を妨げる要素はない。片麻痺患者で大きな問題となる、伸張反射の亢進（伸張された筋が収縮する脊髄反射）や運動遂行のために役に立たない放散反応（伸張反射に伴って、直接伸張されていない筋群が収縮する現象）の発現もなく、動員される運動単位つまり筋出力の調整も適切になされる（詳細は後述）。だから、やわらかいパンをつぶさずに持ってバターを塗ったり、極薄のグラスも割らないように持って操作したり洗ったりできるのである。このような様々な場面において、例えばパンの扱いといったことに関連する一連の概念と共に構造化された運動の枠

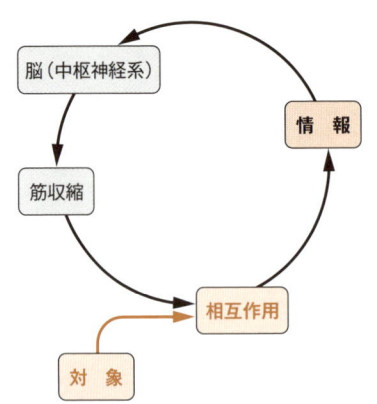

図2◆円環図：健常モデル（カルロ・ペルフェッティほか：認知運動療法. p.9, 協同医書出版社, 1998より）
脳において作成された運動プランによって筋収縮が生じ、対象物との関係性を創ること（相互作用）で何らかの情報が構築される。そしてその情報を基に新たな運動プランが計画されていく。つまり、脳は情報を得るために筋収縮を起こし、その情報を基に次の情報を得るというつながりがある。

組み（運動スキーマ）があると考えられ、健常者の場合は、その時意図した動作をしやすくするために状況に応じて構成されるのだが、片麻痺患者では、この運動スキーマはごく限られたいくつかのパターンしかないことが多く、動作をしやすくするものとは限らないし、健常者のように行為の経験によって柔軟に書き換わることも、ほとんどない。

　以上、健常者が自由自在に身体を使って行為を行い、様々な新しい経験をつないでいく上で特に重要と思われるメカニズムを簡単に記した。私たちの行為を認知過程の結果として理解することの必然性が分かっていただけるのではないかと思う。では、脳にダメージを負い、脳機能システムが変質している片麻痺患者では、どのような状態になっていると考えられるのだろうか。

2　片麻痺患者特有の運動要素を生み出すメカニズム

　脳血管障害により脳実質は急激なダメージを受ける。片麻痺患者の場合は、錐体路を傷害するような部位に病巣を認めることが多い。また視床部といった体性感覚にとって脳への入り口となるような部位が直撃されれば、運動麻痺だけでなく強い感覚麻痺も生じてしまう。

　そして、このような直接に損傷を受けた部位の症状に、機能解離による症状が加わってしまうことも重要なポイントである。機能解離とは、ある領域が病巣と直接に接しておらず（つまりダメージを受けた領域と距離的に離れていて）正常であっても、神経の連絡によって病巣と機能的につながっていれば機能抑制が起こる現象であり、損傷部がそれ以上広がらないように取られる保護作用と考えられている。つまり病巣が運動野にあれば、機能的につながっている頭頂葉機能や大脳基底核、小脳機能まで低下してしまう。あるいは内包で錐体路が損傷されれば連結する終末部位である脊髄前角細胞の機能が一時的に停止し筋緊張が弛緩して反射も消失する。そのため、実際の病巣よりも広範囲の機能が低下することになる。加えて脳の半球間抑制*のバランスが変化して非損傷半球が過剰に活動することでさらなる損傷半球の機能低下も起こる。

---

　*左右の大脳半球にある体性感覚野、視覚野、運動野などの各感覚野の神経細胞は脳梁を通じて一方の半球からもう一方へと興奮性の情報を伝えているが、受容した半球で抑制性の神経細胞が活性化することにより活動が抑制される現象。通常は左右大脳が互いに抑制しあうことで、全体としてバランスのとれた神経活動が営まれている。

質量共に病前のような膨大な情報処理は困難となり、例えば自在な動作を創るために、それまで常時行ってきた伸張反射の制御もできなくなる。伸張反射は伸張された筋が脊髄回路を経て収縮する反応であり、正常な状態ではほとんど出現せず、全く予測外のアクシデントが起きた危機的状態（転倒や急に何かに引っ張られた時など）にだけ出現して、大きな外傷から身を守るものである。つまり平常は脳からの抑制制御を受けている。しかし脳損傷患者では、このような反射の制御が困難となり、結果的に伸張反射が出現して強化されてしまうことが多い。

　例えば急性期では背臥位でいることが多く、その肢位で伸張される位置にある大胸筋は伸張反射によって収縮し続け、筋緊張が高くなる。同様に肩甲骨の固定筋や上腕二頭筋や手指屈筋群も高くなるし、腸腰筋やハムストリングスなども高くなりやすい。一方で筋緊張が低い状態となる筋があり、高い筋（痙縮筋）と低い筋（弛緩筋）が固定化されてしまう。しかし、たとえそのような状況でも、ヒトは声かけに反応したり、身体を動かそうとしたりし続けるだろう。そして、病前のように感覚情報を使って運動の適正な調整をすることができなくなってしまった脳機能で新たな学習を行い、動くための何らかの方略を築き上げることになるのだが、その新しい方略こそが、片麻痺特有の動き方や反応を構築すると考えることができる。

　急性期を過ぎ、場合によっては損傷周辺の血流の回復や機能解離の解除によってある程度の回復がみられたとしても、上記のような異常な筋緊張分布を、随意的に自由に調整するまでの回復はみられないことも多く、どうにかして動こうとすれば、何らかの新しいシステムの開発がなされていくだろう。つまり"動きたい"という目的に向かって、脳が生物学的変化を起こしていく。これも一つの運動学習であるのだが、効率を求める脳が最小量の活動で筋収縮を起こそうとすれば、より単純な運動の組み合わせとなり、脊髄反射を利用する可能性は高い。"力を入れて動こう"とすれば、上述したような特定の筋群の伸張反射を強めることになろう。そして大胸筋が内旋内転方向に強く引かれ、かつ棘上筋や棘下筋、小円筋、肩甲下筋などの筋緊張が低ければ上腕骨頭が内旋位に偏倚したり、亜脱臼が生じてくる。そのような状態が持続すれば拘縮が形成され、片麻痺特有の筋緊張分布が固定化されていく可能性がある。そして、健常脳のシステムにおいて運動の調整要因となる感覚の予測（イメージ）と実際の感覚の照合は行われず、あるいは一致することはなくなり、患者は自分がどのような身体状況であるのか、どのように動いているのかも感じ取ることができなくなる。つまり何らかの運動プランが構成されて動作が行われたとしても、経験をつなぐような行為が成立しないということである。そして

そのような状態が長期化して強化され続ければ、やがて身体像も変質し、変質した状態で定着してしまう。そうなれば思うように動くことができなくなり、基本的動作を含めた生活活動の多くが遂行できなくなってしまうのである。

　身体像は、随意運動を創りだす際に重要なイメージの基となっていることは既に述べたが、その変質はイメージを変質させ、結果的に意図と一致しない結果を招く運動を構成してしまうことになる。例えば、亜脱臼を生じている患者は、一様に肩のイメージが変質しており、肩関節の位置や腋窩の存在が分からないし、膝の過伸展ロックを利用して歩いている患者は、膝関節をイメージできないことが多い。結果的に、第1章で述べたような"世界の変容"が起こり、患者の所作は、作業療法士には異常な運動として観えることになる。

　つまり、患者の脳が、病巣を抱えた状態で、ともかく動けるようにがんばるという、そのことが、長期的には特異的な運動パターンや拘縮、痛みそして変形へと進む可能性のある方向につながっていくこと、それが片麻痺患者の根本的な病的なメカニズムといえる。つまり、患者の脳は無意識のうちに、異常な運動要素を創りだし、それを利用するような学習を進めてしまう可能性があるのだ。

　見方を換えれば、作業療法士から観える"屈曲パターンや伸展パターンや非麻痺側肢の過剰な筋出力状態"も、患者にとっては動くために必要な手段と言えるのかもしれないのだが、これらの異常な運動要素を利用している限り、回復は難しい。そこで大切なのは、片麻痺患者の動きの特徴となって現れるいわゆる痙縮という筋緊張状態の特徴をとらえ直すことである。

●片麻痺患者が形成しやすい異常な運動パターンの4つの要素●

　前項で述べたような健常者にも観られる伸張反射や放散反応や運動スキーマが、片麻痺患者では異常に亢進したり定型化しており、そのような状態を一般に痙縮と表現している。

　まず伸張反射が異常に亢進した状態が認められる。健常者では前述したように正常可動域内でこのような状態は起きにくいし、例えば急に腕を引っ張られて肘の脱臼という危険が生じた時のような緊急事態にしか発現しないのだが、片麻痺患者では正常可動域内で、しかも例えばこれから肘関節が伸展されることを認識した上でゆっくりと行っても、あるところから上腕二頭筋の伸張反射の亢進による抵抗感が出現する。その程度は、伸張した程度や速度、そして肢位によっても異なるが、いずれにしても患者本人が意図的に行ったわけではない。（**★伸張反射の異常な亢進**）

次に定型化した放散反応である。放散反応とは、ある筋を伸張すると別の筋が直接伸張されなくても伸張反射を起こしてしまうという状態であり、健常者では、例えば握力計で握力を測定しようとすると手指筋群以外にも肘や肩の筋群に強い筋収縮が起こったり、握力計を握っていない方の手にも力が入ったりするような状態を指すが、これは定型的ではなく、行う動作に応じて様々な組み合わせの反応が出現する。つまりその動作をしやすくするような反応として適宜出現するのである。しかし片麻痺患者では、健常者のそれと異なり、常に決まった組み合わせで出現する。例えば、他動的に肩関節を外転して大胸筋を伸張すると、大胸筋そのものの伸張反射による抵抗感と共に、上腕二頭筋の収縮が起きて肘関節が屈曲したりする現象のことである。同時に多くの筋に観られることも多いが、片麻痺患者ではどのような関節運動でも、上肢は屈曲パターン、下肢は伸展パターンを構成する筋群に観られるという特徴がある。つまり肘を屈曲しても伸展しても指の屈筋群が亢進するというような状態である。（★放散反応の異常性）

　次に運動スキーマの異常性であるが、これも健常者では豊かなバリエーションと共に、しようとする動作を最も簡単に遂行できるような組み合わせが出現するし、それさえも日々の経験によってアップデートしていくのだが、片麻痺患者では、これも極めて限定された組み合わせがバリエーションもほとんどない状態で出現する。しかも患者自身が行おうとする動作を遂行するには役立たないことも多い。例えば、患者が自ら肩関節を外転しようとした際に、肩関節挙上、肘関節屈曲、前腕回内、手関節・指関節屈曲が同時に入ってくるような状態のことである。すなわち、肩関節外転に際し、三角筋以外に僧帽筋や上腕二頭筋、回外筋や手関節・指関節の屈筋群が、セットになって筋出力を高める状態が生じるのである。結果的に、患者自身が肩関節の外転をしようとしたのに対し、作業療法士の目には肩関節挙上外転、肘関節屈曲、前腕回内、手関節・指関節屈曲というパターンの動きが認められることになり、患者にとっての経験（肩を開こうとしている）は、作業療法士の観察と乖離してしまう。そしてこのような運動スキーマは、上肢では屈曲パターンを、下肢では伸展パターンを構成するような動きに限局されるという定型化が観られている。（★運動スキーマの異常性）

　そして、最後に筋出力制御の異常性がある。動作を行う際に必要以上に筋出力が高い状態になってしまったり、逆に筋出力が低すぎたりしてしまう状態のことである。例えば、非麻痺側の上下肢が非常に過緊張になってしまったりすることは、よく認められる。また、麻痺が改善してきて分離した運動ができてきても、その動き

が過剰な筋出力になってしまう状態のことである。例えば母指と示指を接触させる指腹ピンチの形が創れるようになったのに、筋出力が高すぎて対象物を弾いてしまい、物をつまむことができないといった状態である。(★**運動単位の動員異常**)

痙縮という異常な筋緊張状態も、細かく観ると、このような4つの様相を呈している。これらの一つ一つに気をつけて患者の動きを理解していく必要があるのだ。

●「悪循環」の「学習」●

片麻痺患者が、このような病的な異常要素を持った動き方しか利用できないとしたら、前述の円環は病的なメカニズムを強めてしまう方向に強化されてしまうことになる。つまり脳の認知過程の変質により、構成された運動と対象となる物との関係性が不適切となり、その相互作用によって生まれた経験が、脳の認知過程をさらに変質させるという悪循環を重ねてしまう。図3は病的円環図を示している。病理を抱えた脳が情報収集のために不適切な運動プランを作成し、それによって生じる対象物との相互作用による情報の構築も不適正な情報となる。それを基にしてさらに新しい運動プランが作成され、不適正な情報統合が積み重なっていく様を模式化している。

例えば、足底の存在感がなくイメージを創ることもできなければ、床に接しているという感覚は知覚できず、足がしっかりと床を踏んでいるという安定感は感じ取れない。その結果、怖さが生まれて"しっかりと力を入れよう"とするが、その際に実際に筋出力を高めることができる筋は伸張反射の強まった筋だけとなり、結果的に伸展パターンが形成されて肝心の足底接地がより困難となってしまうため、さらに"しっかり足底をつけよう"として押し込み、全身に力を入れて(その際に上

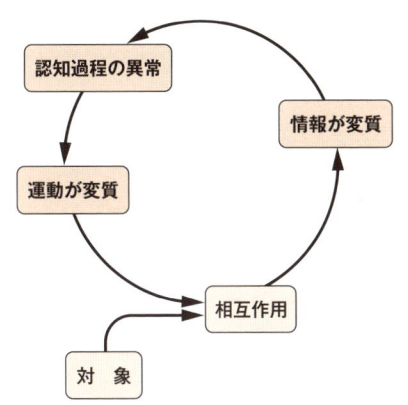

図3◆円環図：病理モデル（ペルフェッティの図2をもとに沖田が作成）
脳で作成された運動プランが不適切であれば、対象との関係性も、それによって構築された情報も不適切なものとなる。そしてそれを受けて新たに作成される運動プランも不適切なものとなっていき、結果的に病理を強化するという悪循環が生じる。つまり情報を得るために筋収縮を起こしても、その情報が不適切であれば、それを基に次の情報を得るための筋収縮もまた、不適切なものになっていくというつながりもある。

肢の屈曲パターンが誘発される）がんばろうとするが、余計に足底は接地せず、逆に不安定感が増してしまうことになる。また、膝のイメージがなければ、立脚期に体重負荷する際に膝が曲がることは"自分で予測できない状態で、勝手に脚が真ん中から折れてしまう"膝折れになってしまうために、筋収縮で安定性を制御しなくてもある程度安定する過伸展ロックを利用することになる。患者としては「膝折れしないように気をつけて歩いているんです」という経験の連続となるのだが、それでも膝折れが起きそうな"怖い経験"が重なっていくうちに、脳は、底屈内反位で固めることや伸展パターンで一本棒状に突っ張る感覚をもって安定感とすることを、新たに学習して定着させる可能性がある。そうなればもはや、股関節や膝関節や足関節は身体像から消えて、足底接地や股関節、膝関節、足関節の連動した複雑な動きは不要となり、ひたすら突っ張って歩くことが合理的であると脳で処理されて、違和感も不安定感も時には痛みさえも感じられなくなる。身体像の中の下肢が一本棒に変質して、実際の歩容はぶん回し歩行となるのだが、患者自身の経験としては"しっかりと力を入れて踏ん張って歩いている"ことになり、作業療法士から観える異常な歩容とは異なる認識となる。

3 病的メカニズムを克服するための経験としての訓練

　以上のような病的なメカニズムによって形成された運動パターンを利用せざるを得ない片麻痺患者でも、例えば第2章で述べたように、注意を向けて身体を感じ取るという経験を通して、自分の身体をイメージできるようになってくると、異常に亢進した伸張反射も少しずつ制御されてくる。つまり、**損傷を受けた脳であっても学習する力があり、運動を変えるための適切な学習によって、身体機能も改変する**。その意味で、**片麻痺患者の機能回復の質は、「病的状態からの学習」の質次第**といえる。

　学習は、脳のニューロンのつながり様の変化という生物学的な変化であり、学習は、将来的に変形や痛みを固定化させない、そして運動の無限大のバリエーションの中から最適な運動を選択できるような脳システムの再構築に向かって進めなければならない。

　これまで見てきたように、片麻痺患者の根底にある病的要素の一つが、身体像の変質であり、例えばその一つが体性感覚情報と視覚情報に食い違いが生じるような異種感覚モダリティ間の情報統合の不適正であると考えられるので、まずは、身体

像の適正化と異種感覚モダリティ間の情報統合の適正化を目指していくことになろう。そして前述のような病的メカニズムによって構築された特定の回路とは異なる回路を適切に活性化（組織化）し、新たな経験をもたらすのが訓練であり、それをうまく進めることができれば、適切な身体のありようへと改変することができる。

　治療は身体を介して行うのだから、何らかの身体感の変化を患者が自分で意識できるようになることを通して生まれる経験の積み重ねとして、訓練というものをとらえるのである。身体感は形のあるものではなく、自分の中で創られるものであるが、それは「身体を感じ取る自分」が創るものであり、感覚体験や情動、意図といった複雑なシステムによるものであるといえる。神経細胞はその時々で機能的に連結した集団（アセンブリ）を形成し、それらがより大きなネットワークを創ることで活動する細胞群の重複が起こり、新たな意識が生まれると考えられているが（図4）、臨床でもそのような意識経験をつくっていくことが目標になる。

　以上のように、複雑な脳機能に裏打ちされて、身体感が変化し、結果的に身体機能が変化するのであれば、その身体感を意識できるように、訓練を進めていかなければならない。

　例えば亜脱臼を改善するためには、単に肩関節を物理的に動かすだけでなく、肩関節のイメージを感じられる身体感を構築しなければならない。亜脱臼の患者は"肩を動かしている"つもりで、実は僧帽筋で上肢帯全体を挙上しているだけで肩関節は動いていないことが多いし、肩の位置も分かっていないことが多い。さらに肩関節と密接に関わっている腋窩の存在も非常に感じにくいことが多い。具体的な方法は後述するが、肩の存在感や質感が感じられ、腋窩が分かり肩甲骨の感触が感

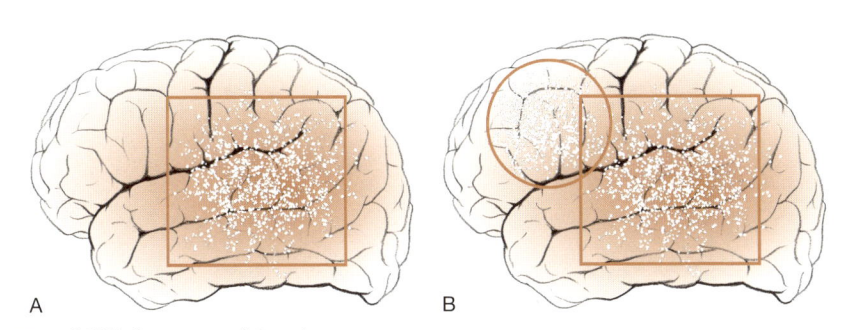

図4◆意識生成のアセンブリモデル
脳全体のニューロンが同期的に発火することで、一過性のアセンブリをつくる（A、Bの□で囲んだ点の集合）。次の感覚入力が異なるアセンブリ（Bの○で囲んだ点の集合）を生じさせるまで、□で囲んだアセンブリは活動が保たれており、これらアセンブリ同士の相関関係が生まれることで、新たな意識が生み出されるという神経現象モデル（仮説）を示している（森岡周ほか：脳を学ぶ3．p.108，協同医書出版社，2011 より）．

じられて、上腕骨頭の動きをイメージできるようになると亜脱臼は改善し、徐々に肩関節の動きが発現してくることが多い。そして、腋窩が感じられるようになったことで、体温計を適切に挟むことができるようになって、自分で体温測定をできるようになった患者もいる（それまではいつもエラーの表示になり、介護者に挟んでもらっていたとのことであるが、それは腋窩が感じられないために、体温計の先をしっかりと腋窩の皮膚に接触させて挟むことができていなかったためと考えられ、腋窩のイメージ想起でADLが向上したといえる）。

　内反尖足も、足底が床にしっかりと触れているような実感が得られるようになると、自然に踏み込みは軽くなって消失することが多い。そしてそのような改善の手前には、患者自身が身体と向き合って、自分の身体を感じ取り、大抵は驚きという情動を伴う経験がある。患者は、それまで感じ取り信じていた自分の身体に、ある意味裏切られるのである。そこに驚きが生まれて局面が変わる。つまりそのような内的な経験が脳を変え、身体を変え、世界を変えるのである。以下に実例を挙げる。

●ケース1●

　上肢屈曲パターンでぶん回し歩行をしている左片麻痺患者が、訓練室に来るなり話し始めたことがあった。「向こうの方から、これぞ片麻痺っていうぶん回し歩行の人が歩いてきたんだよ。僕はそうじゃないから、あれあれって見てたんだけどね。ところが近づいて行ったらガラスに映った自分だったって分かって、もうびっくり。僕って、ずっとぶん回しだったの？」彼は、やや興奮気味にそう話しながらも、不思議なものを見たような表情であった。実は彼は何回も自分で鏡を見ているし、周りの人にも指摘されていたのだが、そのようには感じられていなかったのである。左に傾いている姿勢も、閉眼では正中位として感じられ、さらにそれを目で見ても「まっすぐだね」と語っていた。彼にはそう見えたのであり、まっすぐに立っているという経験を重ねていたのである。しかし、いったん気づいた後は、様々な局面で変化がみられた。視覚的に確認できるようになった身体の形や動きを、自ら閉眼になって確かめたりすることで、より深く身体と対話できるようになって、身体像の変質は徐々に改善し、姿勢も正中位に近づき、歩容も改善した。

●ケース2●

　麻痺側の殿部の存在感を感じられないという右片麻痺患者がいた。「身体全体のおぼろげな感じはあるんですけど、スケルトンなんです。お肉がなくて」と表現し

た。座位でも非麻痺側上肢でアームレストや手すりをしっかりとつかんでいないと"怖い"とのことであった。そこで殿部のイメージを創っていくように課題を進めたところ、「何となくですがお尻（の丸み）が2つあるのを感じられるようになりました」と感覚麻痺の改善がみられたのだが、それ以上に「一人でトイレの始末ができるようになりました」とトイレ動作が自立したのである。殿部のイメージがはっきりしなかった時には、便座に触れた触感も体重が負荷された時の圧覚も感じられず、座っているという安定感を感じ取れないために"落ちていきそうで怖くて"非麻痺側手で手すりを握っていたために、始末が自分ではできなかったが、"お尻でしっかりといる感じ（座れている）"を感じ取れるようになったことで、「手すりを持っていなくても怖くなくなりました。お尻がどんなふうに動いてどんなふうに便座に当たったり離れたりするか感じられるようになったので、平気になりました。だからもう自分で始末できます」と、語ってくれた。身体像の適正化を図ったことで、ADLが向上したことになる。このように、トイレ動作が自立できない、という結果ではなく、座ることがその患者にとって、どのような経験になっているのかを考察して、そこにアプローチするという方略があるのだ。この患者の場合、座るという動作は"落ちていきそうで怖い"という経験になっていたことが、"スケルトンのお尻"という言葉からもよく分かった。

● ケース3 ●

麻痺側の肘関節の動きを"たたむ、広げる"と表現した左片麻痺患者。非麻痺側の肘関節は"曲がった、伸びた"と表現したことから、麻痺側の動きは非麻痺側のそれとは異なる感じを感じ取っているのだろうと推察できた。そこで、その事実を一緒に考えてみることにした。同じ肘関節の動きを麻痺側、非麻痺側で違う言葉で表現したことを伝えると、最初は驚き不思議がっていたが、麻痺側は確かに"たたむ、広がる"という感じがすると言う。そこで、患者に"たたんだり広げたりするもの"として思い当たるものを挙げてもらったところ、折りたたみ傘のイメージがあると言う。折りたたみ傘は、折りたたんだり広げたりする時にはジョイントの両側の骨が動くのだが、彼も麻痺側の肘関節の自動運動に際し、肘関節屈曲には肩関節外転が、伸展には内転が伴うという組み合わせの運動スキーマを利用していることが観察された。そこで、患者はそのこと、つまり肘関節運動時に前腕と上腕が両方動いてしまうことを無意識に感じ取っているのではないかと、推察することができた。そこで、肩関節と肘関節の動きを識別してもらう課題を実施したところ、予

想通り混同しており、どちらを動かしても「どっちなのか区別できません」という状態だったのである。しかし課題の中で、少しずつ関節と肘関節の動きの区別ができるようになると、肘関節の自動運動の際に上腕部は動かなくなった。つまり運動が分離して運動スキーマが改変したのである。そして答えの表現も「曲がった、伸びた」と変化し、「肘を動かしている感じがします」と語ってくれた。

　このような経験を患者自身が積み重ねていけるように、どのようにして評価・治療・検証を行っていけばよいだろうか。

第4章

the fourth chapter

新しい経験を形づくる評価・治療のポイント

1 訓練を展開するための評価の手順 〜患者にとっての経験の質を探る

　患者が構築している病的なメカニズムと、その結果形成されている運動の異常要素の関係性を評価することは、実はとても難しい。例えば一口に本人にとっての身体感や経験といっても、何でも聞きさえすればいいということではない。どのように進めていけばいいのか、以下、具体的な評価の進め方について述べていく。

　評価は、次の手順に沿って行うと進めやすくなる。
① 外側から観える現象を把握する。（外部からの観察）
② ①で観られた現象が出現する根底には何があるのかを考える。（その内部にあるものの観察）
③ ②で評価した問題点を生じさせている問題（病理）を考え、それが基になって身体－脳のつながりがどのような関係性になっているのかをつかむ。（病態の理解）

1 外部からの情報と観察〜どのように動くのか

　ここでいう外部からの情報とは、脳画像や内科的なデータ、現病歴や既往歴などのカルテ記載の内容や他部門、ご家族からの情報、本人が語る言葉などのことであり、そしていわゆる作業療法評価である。観察や、標準化された検査や動作分析、運動分析などが含まれる。

　これらのデータによって、客観的な患者像を表すことができ、いわゆる健常者の

ふるまいとの違いを、現象として確認することができる。それによって主に身体のどこにどのような不具合が生じているのかを把握することができるし、関わるスタッフが患者像を共有することにも役立つ。

ROMテストなどの標準化された検査を行う際に、第2章で述べたように展開していくと、詳細な情報を得ることができる。以下にポイントをまとめておく。

- 運動の構成要素を押さえておく。構成要素とは、方向、距離、角度、速度である。
  ROMテストでも痙縮テストでも、そして感覚テストでも、これらの要素を変化させることで患者の反応が変わるかどうかを観ておく。
- 設定（姿勢や肢位、身体の各部位の位置関係など）によって変化するかどうかを押さえておく。
  例えばいわゆる屈曲パターンが出現している患者では、指や手関節の屈筋群の痙縮は、大胸筋が伸張された状態（肩関節外転位）とされない状態（肩関節中間位）ではかなり違ってくる。ROMの値そのものが違ってくるだろう。またどのような設定でも変化がないのであれば、指や手関節の屈筋群と大胸筋の間に特異的な関係性つまり異常な放散反応はないということになる。
- 注意機能との関連を押さえておく。
  注意機能が高い患者においては、選択的注意を向けることで、検査結果は大きく変化する。痙縮の度合いも、注意を向けて関節の動きを感じようとすることで軽減してROMそのものも変わってくる場合のあることは、既に述べた。身体機能に関するテストだけでなく、例えば線分二等分線などの高次脳機能障害のテストでも、大きく影響する。作業療法室での検査結果では、それほど半側空間無視（USN）を認めないのに、病棟生活ではたびたび左側の見落としがあるなどというケースも少なくないことも、既に述べた通りである。

２　その内部にあるものの観察〜なぜそのように動くのか

①で評価・分析した健常者との動きの違いは、患者にとっては必然的に起きてくる結果であるのだが、それが必然になる理由を考える必要がある。前述したように、外部から観察される運動のありよう（患者がどのように動くのか）は脳の認知過程の結果なので、その過程の特徴、つまり患者がどのように世界をとらえているのかということを、患者に問いながら探っていくのである。

次に、問題を整理するための、具体的な観点を提示する。つまり上記の「どのように動くのか？」という評価を、以下の観点に則って患者自身の体験に近づくために整理していくのだが、この時、前項で述べたようなポイントを押さえておくとやりやすくなる。

★どのように感じているのか
★どのように注意を使うのか
★どのように言葉を使うのか
★どのようにイメージを創るのか
★どのように見えているのか
★どのように聞こえているのか
★どのように考えるのか
★どのように学習するのか
★どのように認識するのか　　等々（患者によって、この項目立ては変化する）

　作業療法士は、患者の能力を的確に把握できるように考えながら問いかけなければならないが、その際に、運動の構成要素や設定を変化させることで患者自身の言葉が変わるかどうかを確認するとよい。この観察によって、患者が認知過程のどこにどのような不具合を抱えているのか、今どの程度の能力を発揮することができるのかを把握することができる。

　例えば、外部的な観察事項として他動的に肘関節を伸展しようとしても抵抗感が強くてできないとしよう。そのような現象は何が原因で起こってくるのか考えてみる。原因はいくらでも想定でき、例えば極端だが、患者が"伸ばされたくない"と考えて意識的に上腕二頭筋を強く収縮させているのかもしれない、と考えることもできる。ここで原因を推定するためには、患者がどのような身体状態で生きているのか、を考えることが役に立つ。

　そこで、ROMテスト時に観察されたこと（「これから肘をできるだけ伸ばして角度を測ってみますので、なるべく力を抜いてください」という指示に「はい」と従っていたことや、肘関節の動きや、どれほどの角度になっているのかは視覚的に確認しないと識別困難であったことなど）を総合すると、患者は自分で意識的に肘関節を屈曲し続けているのではないことや、もしかしたら肘関節が屈曲していることすらも感じ取れていないかもしれないことが推察される。しかし「肘が動く感じに注意を向けてください。どんなふうに動かされているのか想像してみてください」などと指示をする

と少し緩んだならば、患者は肘関節の動きに注意を向けることができたのではないかと考えることもできる。あるいは、「肘が伸びる感触を想像してみてください」というように、私たちが身体を動かす際に特に意識せずに行っている、脳の中の身体像でのシミュレーションを言葉で働きかけること（運動イメージ想起の指示）によって上腕二頭筋の筋出力が少し緩んで可動域が拡大することが観察できれば、患者はイメージをある程度適正に創ることができると考えられ、痙縮の改善に運動イメージを利用することができる可能性が出てくる。これら、注意機能と感覚機能と運動機能の関係性を探っていくことが重要である。この関係性を丁寧にみていくことで、多くの片麻痺患者にみられる身体像の変質と異種感覚モダリティ間の情報統合の不適正という様相が浮かび上がってくる。この点に留意してもう一度第2章をお読みいただくと、最初とは違う理解の仕方ができると思う。

3 病態の理解〜何が問題なのか

②で推察された患者の状態を、病巣の位置や既往歴、病前の生活（例えば、じゅうたんを作る職人だった人は、手指の表在感覚が優れており、脳における手の対応領域も大きかった可能性もあるので、元々感覚が細かく感じ取れ、動きも精緻化されていたであろうし、手指のイメージもしやすいのではないかと予測できる、など）などと考え併せて、読み解いていく作業である。第3章でも述べている通り、病理がどのように運動や行為を変質させているのかという構造をはっきりさせることである。

病巣そのものによる器質的ダメージと、機能解離も視野に入れて機能低下している領域がどこなのか、そしてその領域の機能低下から、どのような症状が予測されるのか、を考える。また既往歴や趣味、職業などから個人的に強化された運動の特異的要素がありそうかどうかを考えることも参考になる。

例えば、長年重度の糖尿病を患っていれば、発症前から両手足遠位部の表在感覚は低下していたと考えることが妥当であり、元々身体像の変質があり、"はっきりと明瞭に感じる"ことはイメージできないかもしれない。また、昔左足首を骨折した影響で、元々左脚よりも右脚に体重がかかっていることが多かったという左片麻痺患者では、発症前も左下肢に完全荷重することがなかった可能性があるので、その点を考慮する必要がある。つまりその患者にとっての"元々の立位姿勢"は常に右半身に体重をかけた姿勢であり、患者自身が「元のように歩きたい」と希望する「元のような歩容」とは、左よりも右の立脚相が長いという特有の歩容で、教科書的な正常歩行パターンではないかもしれないということを踏まえて、評価を進めるべ

きである。

　同様にスポーツや楽器演奏などによる身体の特有の使い勝手があった、などの情報も参考になる。例えば、元々プロスキーヤーであったある患者は、スキー板の下の雪の中にある岩を、板越しに感じ取りながら滑っていたことが思い出された時に、足底の下の靴のその下の床を感じることのイメージがつかめるようになって、床を感じられるようになった。その結果、立脚相での過剰な地面への押し込みや脚を一本棒のように突っ張らせてがんばるスタイルが改善し、膝や股関節の動きが観られるようになった。そして「そうだそうだ、膝も足首もみんな動いていたもんな」と感想を語ったのである。

　以上のような、**個人が脈々とつないできた経験の上に成立するプライベートな脳の仕様**と、**前項で述べたような"なぜそのように動くのか"に対する考察事項**とを**合わせていくことで、現象として観察される患者のふるまいが出現する構造を考えていくのである**。ここがはっきりすれば、訓練をどのような方向に進めていけばいいのかという治療方略を立てることができる。

2 治療を組み立てる

　病態解釈により、患者の問題点とその結果出現している現象という構造が把握できたら、それに対する治療を計画することになるのだが、言うまでもなく、結果として出現している現象に対してではなく、根底にある問題そのもの、つまり変質した脳システムの改変を目指して患者の認知過程への適切な働きかけを計画することになる。

　「評価」によってつかんだ患者の身体像の変質や同種・異種感覚モダリティ間の情報統合の不適正な状況を修正して適正化していくための治療を、これまで強調してきたように新たな学習への道筋を辿るための一つの経験ととらえて確認しながら進めていくのである。

　治療の流れは、基本的には下記のようになる。

① 身体を介して考える課題（知覚課題）の提示
⬇
② 患者自身が自分の身体を介して回答を創る過程
⬇

③ 患者の回答の再現と確認
⬇
④ 確認した回答と最初の知覚課題の再現による比較
⬇
⑤ 正解の提示

1 身体を介して考える課題（知覚課題）の提示

「課題」は、前項に述べたような一連の評価から、患者に何を学習してもらいたいのかという観点で考える。そこには、以下に示すような一定の手続きがある。

▶ **課題選択の手続き**

(1) 身体部位の決定：例；体幹、足底、肩関節、母指、肩関節と肘関節の複合など。
(2) 使用する感覚モダリティ：例；視覚、体性感覚（関節覚、運動覚、触覚等）、聴覚など。
(3) 課題の内容（活性化すべき認知プロセス）：例；関節の動きを視覚イメージ化する、触れた素材の質感を言語化するなど。

課題の難易度も重要である。患者の今の能力では少し難しいけれど、作業療法士の助けがあれば考えて分かるようになるくらいがよく、そこを見極めながら設定する。

▶ **難易度の設定の仕方**

(1) 注意を向ける感覚情報を一つにした課題から、複数にした課題へ進めていく。
(2) 強い筋収縮を起こさせないように、他動運動から開始して、自動介助、自動運動へと進める。
(3) 強い筋収縮を起こさせないように、そして注意を向けやすいように、原則的に非常にゆっくりとしたスピードで動かすことから開始する。
(4) とっかかりとして、患者が「感じやすい、分かる感じがする」と感じる感覚情報から開始する。
(5) 患者にとってアクセスしやすい形にして問いかける。
例えば接触している物の質感（表面の性状や硬さ）を問うような課題では、実

際の対象物の質感を問う（身体の向こう側のもの　第2章；活用例4参照）ことのほかに、身体の側に属する感覚として"気持ちいいか、そうでないか？""好きな感じがするのか、そうではないのか？"というような個人的な情感に根差した感覚を通して、感触の違いを感じてもらうやり方もある。あるいは、"この中で最もスカーフにするのに適した感じがする布はどれでしょう？"とか"夏に合いそうなものと冬に合いそうなものに分けてみましょうか？"など、イメージしやすい形にすることで、ともかく数種類の質感を区別するための差異を創り出すことができる場合もある。

あるいは、例えば肩関節の動いた角度を求める場合に、"何度くらい動きましたか？ 90°位か180°位か、どちらに近いですか？"というような問いのほかに、"どちらの動きの方が気持ちよかったですか？"というような問いかけ方もある。意識状態の低い患者や認知症のある患者には、こちらの方がつかみやすい印象がある。ほかにも、"バンザイに近い形か、'前ならえ'に近いのか、'気をつけ'に近いのか、どうでしょう？"などという形もイメージしやすい場合がある。それぞれの問いかけによって、脳の活性化される領域は異なるのだが、ともかく患者がアクセスしやすい方向から接近することが必要となる。

(6) 伸張反射や放散反応が出現するような痙縮を呈する患者では、課題の設定を工夫する。

例えば座位になっているだけで、上下肢の放散反応が出現して屈曲パターンや伸展パターンをとっている場合には、背臥位で設定するなどの工夫が必要である。

(7) 以上のような設定は、もちろん日によっても変化することを念頭に置く必要がある。

患者の脳は日々アップデートされるし、体調や気分などによっても大きく変化する。患者と向き合った時に、そのつど探りつつ進めていく必要がある。

身体を介して考える問題は大きく分けて「空間課題」と「接触課題」、そして「空間と接触の要素を組み合わせた課題」がある。これらの課題を通して、自分の身体感を新たに創り、身体の向こう側にあるものの手触りや大きさや重さや形などの情報を解釈できるようにしていく。その際使用する道具は、患者が自らの身体を使って関係性を創るべき世界の、ある側面を代表するものであり、後述のようにその意

> **column**
>
> ## 意識状態の低い患者に対する課題の提案
>
> 　意識状態が低く、知覚課題が理解できにくい場合もある。特に急性期では、そのような状態が多い。その場合、まずは体幹に対する接触課題から開始するとよい印象がある。体幹は両側性支配なので、片麻痺の場合にも上下肢に比べて感じやすい領域である。
>
> 　まずは肩や背中を揉んだり押したりして、それを感じられるかどうかを問いかける。僧帽筋は脳神経支配であるから、麻痺が生じにくくその動きを感じ取りやすい。JCSで10ケタであればそもそも閉眼であり、声かけで開眼してもすぐに閉眼になってしまうことも多いが、だからといって覚醒していないということにはならない。外側から（第三者）の観察で覚醒していないように観えても、患者には聞こえ、周りの状況も分かっている場合もある。揉んだり押したりさすったりした時に、何らかの変化が観られれば、もしかしたらそのような状態かもしれないと、評価するべきである。変化は、例えば声を発したり、何らかの動きが起きることが多い。声は言葉になっておらず唸りのようにも聞こえるし、動きも刺激に対する反射的な体動とも見えてしまうが、それらが作業療法士が何かを行い声かけをしたタイミングで起きてくるのであれば、患者の反応であると考えてよい。手が動いて結果的に屈曲パターンになったとしても、それは患者がこちらに応えようとして随意的に動こうとした結果なのかもしれない。であれば、まずは患者と身体を介した対話を通して、患者自身が自らの身体と向き合い、かつ世界の側である作業療法士と向き合うことで、覚醒レベルの向上が期待できる。
>
> 　次に、患者の手を持って顔を触らせてみよう。いわゆるダブルタッチの状態であり、「手で顔を触りましたよ。分かりますか？」と声かけをしながら継続する。あるいは非麻痺側の手を触らせてみるのもよい。手は足に比べるとイメージしやすいし、実際に背臥位のままでも見ることができるために、訓練のとっかかりとしては適しているが、本文中でも強調している通り、患者の反応を観ながら、そのつど評価しつつ進めていくことが大切である。

味は課題の目的によって変わる。

　空間課題とは、主に関節覚や運動覚、筋感覚を介して意味づけされる知覚課題である。そこには方向、距離、角度の解釈が要求される。一方、接触課題には、触覚、圧覚、温度覚、振動覚の解釈が必要であり、空間要素と接触要素の合わさった課題

では、例えば触覚と関節覚の両方というように2つ以上の感覚によって意味づけされるほか、重量覚による解釈が含まれる。また、単関節をターゲットとする課題と複数の関節を組み合わせて行う複合的な動きの課題がある。さらに、順序を問うような時間的な要素を加えることもできる（先に治療の流れを説明した後、よく使われる課題の例をいくつか挙げることにする）。

2 患者自身が自分の身体を介して回答を創る過程

　患者は、提示された課題に取り組むために身体の存在感や動きの意味を感じようとして、様々な情報を模索するだろう。

　例えば、自由に動く肘関節のイメージを創る目的で肘関節の動きを識別するような課題を行う際に、「肘が曲がりましたか？　それとも伸びましたか？」と問われて「伸びたんでしょうか」と回答した患者もいる。なぜそう感じたのか訊いてみると「手が遠くに行った気がするので」と答えた。つまり、肘関節の動きを感じにくいために、自分にとって感じやすい情報である手のイメージで回答したということになる。もちろんそれでは、計画した新しい経験の達成にはならないために、別の問いかけ方や、課題そのものの変更を検討することになる。またある患者は、麻と綿の表面の質感の違いを識別する課題で、抵抗感を感じると麻、感じないと綿というように区別して回答した。触覚よりも圧覚や筋感覚の方が注意を向けやすかったのであろう。またある患者は、空間に△を描いてその形を問うと「3回止まったから三角形と分かりました」との判断理由を語ってくれた。形のイメージはできずに運動覚のみで推測していることが分かる。

　このように、患者にとって作業療法士が提示する課題は非常に難しい。損傷を負った脳システムでは通常選択しないような感覚情報に注意を向けなければならないのだから、当然のことである。このことの難しさや、注意を向けていくと少しずつ感じられてくる過程について、多くの患者が様々な表現で伝えてくれている。

　「遠くで小さな音がするんですよ。それがピアノの音なのか太鼓の音なのか分からないんですが、じっと耳を澄ませて聴いていると、少しずつ大きくなってきて、それは音ではなく言葉になって聴こえてくるんです。そうして答えが分かります」「工事現場の横にプレハブの小屋が建っていて、その中で話を聴こうとしている感じなんです。でも以前は小屋もなかったので、少し聴こえやすくなりました」。実際に、課題を考えている時の彼らは、ゆっくりと時間をかけて感覚を感じている。閉眼で行うために"眠ってしまったのではないか"とこちらが心配になるほど長い時

column
認知症を伴う患者に対する課題の提案

　認知症があれば、本文で述べてきたような複雑な思考は困難である。作業療法士が話しかけても反応しなかったり、近くで話している他の患者の話にいきなり相槌を打ったりすることもある。しかし、それらの現象も、話が自分に向けてのものと感じられなかったり、逆に自分に対して話しかけられていないことが認識できずに、単に大きな声に反応してのことであると考えることもできる。そして接近の仕方を工夫することで十分展開することができる。

　認知症では、新しい意味を持たせることが難しいが、既に獲得されて形成された意味をつかむことは比較的簡単にできる。そこで例えば"肩もみ"という、誰でも経験のある分かりやすい行為を題材にして接近する。「左右どちらの肩を揉まれてますか？」と問いかけても、左右という概念やイメージ、言葉が出にくくなっていては、訊かれていることの内容に向かうことができない。そもそも肩の体性感覚情報に注意を向けることが困難で、自分の都合で話し続けるといった状態となるだろう。そこで「肩もみしてみますね。気持ちいいですか？」と声かけをしながら非麻痺側の肩を揉んでみることから開始する。「うんうん」と肯定の意志表示が観られたら、少なくとも自分の横に作業療法士という他者がいて、自分に対して何かを向けているという関係性ができていると理解することができる。そしてそうであれば、例えば近くで話をしている無関係人の話に入ることはなくなるだろう。そこで次は揉み方を変えて同様に問いかける。強く揉むあるいは弱く揉むを繰り返し「どっちの方が気持ちよかった？」などと問いかける。「今の方がいいねえ」などと回答があったら、ともかく肩に注意が向いていることや圧覚情報や筋感覚情報を知覚できていること、作業療法士の問いかけに注意を向けていることなどが確認できる。次に麻痺側の肩もやってみる。左だけ、右だけ、両肩と揉み、どれが一番良かったか訊いてみる。ここまでくれば、「じゃ、これは一番気持ちいい両肩揉み？　右だけ？　左だけ？」と問うても理解されていることと思う。もちろん左右という言葉ではなく「こっちは？」というように動きと同時に声かけして規定する形で十分進めていけるだろう。

　そしてもう一つ、認知症の患者に接近する際には、なるべく近い位置から小さな声で問いかけるとよい。こちらの声が聞こえやすいようについ大きな声で話しかけてしまいがちだが、それでは"大きな声"に反応しているのであって、作業療法士の存在に反応しているわけではないことも多く、その場合また別の大きな音に、注意を移してしまう。しかし小さな声でも作業療法士の存在に気づいて意

> 識的にこちらに注意を向けてくれれば、他の情報に注意が向くことなく課題も遂行できることが多い。要するに、どうやって患者の世界に接近し、患者に気づいてもらうか、なのである。

もあるが、総じて、それほどの時間が経過しているとは感じていないようである。横で見ている家族が「眠ってるんじゃないでしょうね？」などと声かけすると、心外な面持ちで目を開けて、意外に長い時間がたっていることに驚くようなこともしばしばである。作業療法士は、患者が自分の身体と向き合っているこの時間を妨げてはならない。彼らは身体と対話しているのであり、その時こそ新しい意味を創る情報処理のきっかけを経験しているのであり、それが治療の核となるのである。

3 患者の回答の再現と確認

次の段階では、患者が考えて出した回答の通り実際に再現してみる。

この場合患者は、②の過程で解釈した動きや対象の感触（運動イメージや視覚イメージ）を、再現されるはずの予測として持っているので、それが実際の感覚情報のフィードバックと合致するかどうか、つまり先の解釈が妥当だったのかを確かめることができる。その結果、患者は予測との違いを感じて口にすることも多いのだが、それは、②では脳が適切な感覚情報に注意を向けられず、患者自身のアクセスしやすい感覚情報に頼ってしまっていたためであることも多い。

例えば、肘関節の屈伸の識別課題において、関節覚ではなく伸張される上腕二頭筋の筋感覚を頼りにすることはよくみられるが、そのような場合、最初に課題で行った時と「では（回答の通り）実際に肘を伸ばしてみますので、確認してください」と言われて行った時とでは、脳の構えの状態が異なり、伸張反射の強さが違ってくることが多い。すると、「あれ、さっきみたいに突っ張る感じがしないな」というような言葉が聞かれることがある。作業療法士は、その言葉から"関節覚ではなく上腕二頭筋の伸張感で判断したのかもしれない"と推測することができ、関節覚に注意を向けてもらうために、言葉かけや動かし方を変えていくことになる。「突っ張る感じで判断されたんですね」と確認してみると「そうです」とのことなので、非麻痺側の肘関節をわずかに屈伸して、突っ張り感はないが関節の動きを感じることを実感してもらう。次に、麻痺側の肘関節を大きく動かしたり小さく動かし

たりするのを見てもらうと「あ、（小さく動かした時は）感じにくいですね。（大きく動かすと）これはよく感じますよ」などの感想が聞かれた。「つまり関節という蝶番の動く感じよりも、こっちの方（上腕二頭筋の筋腹部）が動く感じがするんですね？」と確認すると「そうですね。そうか、関節じゃないのか」と驚いている。そこで再度関節の動きを感じてもらう。場合によっては解剖の本などを見てもらいながら説明をすることもあるのだが、ともかく関節の存在感が感じられるように、ヒントを提供するのである。そうして少しずつ関節の動きを感じ取れるようになったところで、再度患者の回答を再現し、確かにそう感じたことを確認する。

④ 確認した回答と最初の知覚課題の再現による比較

上記の確認を基に、再度最初の課題を実施して、比較してもらう過程である。

患者は、最初に実施した①の時の感覚は覚えていないことが多いが、今度は③で確認した情報と比較することができるので、最初と同じ問題でもおそらく違う構えで感じることになる。つまり、最初の課題の正解はまだ提示されていないため、患者は正解の予測を立てることはできないが、③で行った予測ありの情報と、今回の予測なしの情報を比較して違いがあるかどうかを判断するのである。

ここでも作業療法士は患者の思考を助けるように声かけをしていき、患者が自分自身の身体の声を聴く手助けをするのである。いわば"ト書き"の部分を言語化するように、患者が"自分はこういうふうに感じて考えたんだな"と確認するような作業である。その結果例えば、「さっきよりも突っ張り感はないけど、突っ張りよりも（肘の部分が）クチャっとくっつくような、縮むような感じで曲がりました」というように、課題を通して身体の感覚を変え、思考を変えていくことができる。

このように、どこで、なぜそのように判断したのかを問い、原則的には、再度新しい回答を再現して課題を再現するという②－③－④のプロセスを繰り返して行い、最終的に"予測ありの情報"と"予測なしの情報"が一致するまで繰り返して行う。ここのプロセスこそが運動学習の核となる。

⑤ 正解の提示

最後に正解を提示するが、ここでも確認が必要である。

例えば、閉眼で、体性感覚で認識できたことを視覚で確認してもらうと、その段階でズレが生じることもたびたび観られる。例えば両肩関節の屈曲角度の比較課題で、②－④のプロセスを何回も繰り返して、肩関節の関節覚では左の角度の方が小

さい、すなわち"左腕の方が低い位置にあること"が判るようになった後に、その状態の本人の肢位を自分で見て位置を比較してもらうと、「同じですね」と回答するような場合である。「同じ高さです。左の方が低いと感じたのは間違いだったんですね」と言うのである。このような場合は、視覚情報の解釈にもエラーがあるということになるのだが、それは評価の際に"どのように見えているのか？"を観ていれば、作業療法士にはある程度想定されていることになろう（実際に評価の段階で疑われれば、視覚情報の解釈課題を先に行うのだが、評価が十分でなくこのような課題を実施して初めて気がつくこともあり、その場合にはすぐに評価をし直すことが大切である）。

このように、患者にはある感覚モダリティで感じられる正解を、別の感覚モダリティでは正解として感じられない、解釈できないことは多い。患者が変質した世界にそれとして気づかないうちに絡め取られていることの現れでもある。

目で見ても動いた部位が分からなかったり、回答の仕方を間違えたりする現象は、往々にして"認知機能の低下"と表現されて特に対応されないことが多いのだが、作業療法士が丁寧に観て、訊いて、評価することで、患者が認知機能のどこにどのような問題を抱えているのかが分かってくる。そうすれば、治療としての訓練課題につなげることができるのである。

3 治療に用いる課題の例（道具の使用について）

ここでいくつか課題の例を挙げる。課題で使用する道具は、前述のようにそれ自体の使用を目的とするものではなく、何を患者に学んでほしいかという治療計画によって、何をどのように使うかを決めるのである。したがって、道具はいかようにも利用することができ、例えば同じ道具を使って空間課題と接触課題とそれらを組み合わせた課題をすべて創ることもできる。これから記述する課題の例は、あくまでも一例である。

▶ 空間課題の一例

〈軌跡を使う課題〉

この課題は、主に運動の方向と距離を問う課題として利用しやすい。

円や四角形などの形や直線・曲線などの何らかの線をなぞるように患者の身体を動かし、その線を識別させる。この場合、紙などに描けば視覚的に確認することが

できるが、空間に描くと、その視覚的なイメージも患者自身が創らなければならず、難易度が上がる。

例えば縦線と横線がクロスする十字の線をなぞるとする。肩関節だけで動かそうと計画したら、患者の前額面に配置すれば、縦線は肩関節の屈伸を、横線は内外転を用いて動かすことになり、線がクロスした中心から4方向のいずれかに動かしてその方向を問うことで、患者が肩関節の動きを4分割で識別できるかどうかをみることができる。さらに、長さの異なる十字を用意して、その長さも問えば、関節が動いた方向だけでなく、その動いた距離（関節の運動角度）も要求することができる（図5）。

十字の中心からでなく末端から動かし始め、中心まで動かすようにすることもでき（「右から中心に向かって動きました」というように）、そうすると1方向だけでなく複数の方向に動かすことができる。例えば右端から中心に動かし、その後上方向に動かすとすると、患者は「右端から左に行って中心にいき、そのあと上に上がった」という解釈が求められることになる。この場合、時間的な要素も加わるので、順序を覚えていることも要求される。

また、十字に斜線を2本加えて米字にすると、縦線が屈曲/伸展のいずれかであり横線が内外転のいずれかであるのに対して、斜線は屈伸内外転が同時に入り、その

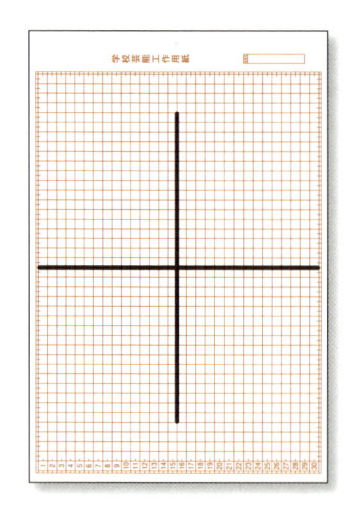

図5 ◆ 軌跡の例：十字
基本の軌跡の一つで、平面を構成する形。例えば肩関節で横線を、肘関節で縦線を描くことによって、肩と肘の動きを統合するための課題などが設定できる。

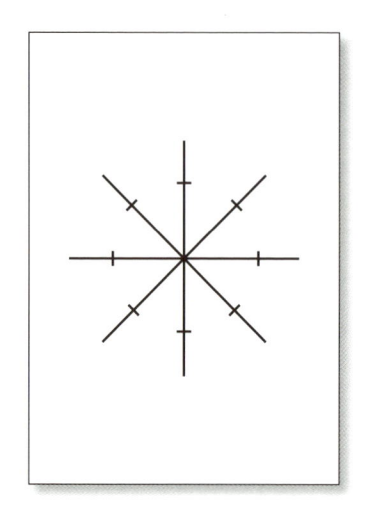

図6 ◆ 軌跡の例：米字
基本の軌跡の一つで、図5に斜線を入れたもの。例えば、肩関節と肘関節の動きの割合を問うことができる。

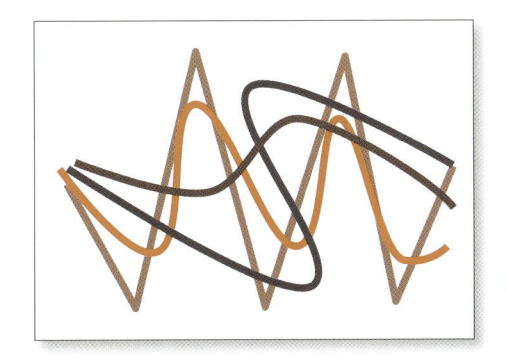

図7◆様々な軌跡の例
軌跡の一例。個々の患者に学習させたい機能を盛り込んで作製する。

割合が変わることで斜線になるため、より複雑となる（図6）。

　しかし、ここまでくれば、患者は縦横斜めの線の方向と距離が分かるため、正方形、長方形、三角形、円、楕円、そしてその他の意味のないギザギザ線の形をイメージすることができるようになる。「どの大きさのどの図形を、どういう順番で描きましたか？」と問えば、方向、距離（長さ）、動いた順序をすべて入れることができる。また決まった形ではない複雑な線にすることもできる（図7）。

　以上は前額面といっても、患者にとって正面に位置する設定だが、正面ではなく右方向や左方向、上や下にずらすことで、それぞれ使われる動きが異なってくるために、全く別の運動感覚の経験となる。例えば大胸筋の痙縮が強く、外転すると、その伸張反射によってやや抵抗が生じるというような場合、正面より少し外側にずらしただけで、大胸筋の伸張反射の制御が要求されるために、課題の難易度が上がる。また逆にそのような伸張反射から感じられる抵抗感（突っ張る感じ）に頼って回答しているような場合には、内側方向にずらして大胸筋の伸張反射が生じにくい状態にすると、「動いたかどうかも分からない」と回答することもある。さらに、同じ前額面でもそれを身体背部に設定すると、肩関節は伸展位の中だけで、屈伸内外転をすることになり、身体前面での設定とはかなり違う運動経験となる。

　そしてもう一つ、同じ設置の面であっても、そのどちら側をなぞるのかという設定を変えることができる。

　例えば目の前に設定した前額面で説明すると、面の手前をなぞるのか、面の向こう側をなぞるのかということでも、運動のバリエーションを創ることができる。手前をなぞれば肩内旋、前腕は回内となるが（図8）、向こう側をなぞれば肩外旋、前腕回外位となったりする（図9）。同じように肩関節の内外転で横線を描いても、そ

column
軌跡を辿る際に考慮すること

　患者の身体に触れたり動かしたりすることは、そのやり方によっては、全く治療にならない危険性もある。

　例えば右肩関節の動きで大きさの異なる円の識別をしてもらう課題を考えてみると、肩関節の動きを感じてもらいたいのだから、肩関節で動かさなければならない。作業療法士が患者の右上肢を保持して他動的に動かすわけだが、例えば筆者の場合は、患者の右側から操作することが多い。自分の左上腕部に患者の上腕部分を乗せ、左手で肘頭を保持する。自分の右前腕部に患者の前腕を乗せ、右手で手関節と手掌部を保持する。このようなスタイルで動かすことが多い（スタイルは患者の身体と作業療法士自身の身体の関係性で、そのつど変えていく必要がある。111ページのコラム「患者の身体に触れる際に考慮すること」参照）。

　さて、この状態で患者の右肩の動きで円を描くわけだが、作業療法士は自分のどちらの腕で操作するべきなのかを考えなければならない。自分が右利きの場合、無意識に動かすと右手がイニシアティブをとってしまうのだが、そうなると患者は"手が引っ張られて動いている"という体験になってしまうことが多い。実際にそのような動かし方をすると、「かなり引っ張られたので、この大きい円です」と回答することが多い。この場合、前腕部が引っ張られて"結果として"肩関節も動くことになるのである。そこで、意識的に自分の左手で円を描くようにして動かす（右手の方は、左手の動きで動かされる患者の前腕部についていくようなイメージにする）。そうすると大抵、「よく分からないけど、肩が動いたことは分かりました」というような感想が聞かれる。研修会などで、実際にこの2つの動かし方を研修生に実施してみると、同じ円を描いたのに、その分かりやすさの違いに驚かれることが多い。

　同様に、例えば右上肢で、四角形を正面矢状面に描く場面を考える。四角形の縦線を肩関節の屈伸で、横線を肘関節の屈伸で描こうとする。課題としては、肩関節と肘関節の統合を図ろうとしているのだが、上記と同じようなスタイルで保持して、作業療法士の左手で肩関節を、右手で肘関節を操作することになる。つまり、作業療法士は自分の両上肢の動きを、できるだけ正確にイメージして、注意深く動かさなければならない。このとき作業療法士自身が自分の両上肢の動きをはっきりと意識して動かさないと、患者は非常に混乱する。「どう動いたのか、よく分からない」という感想が聞かれるのである。

　ほかにも、例えば手関節と指の関係性の課題として、筆者はよく手関節の動き

と母指の CM 関節の動きで軌跡を描くという課題も行うのだが、片手で手関節を、もう一方で母指を動かす。その際に、両手が同時に何となく動いてしまわないように、強く意識している。

ありとあらゆる動かし方に、このような注意深さが求められるのだが、これは思いのほか難しい。作業療法士自身の身体へのまなざしが要求されるのである。

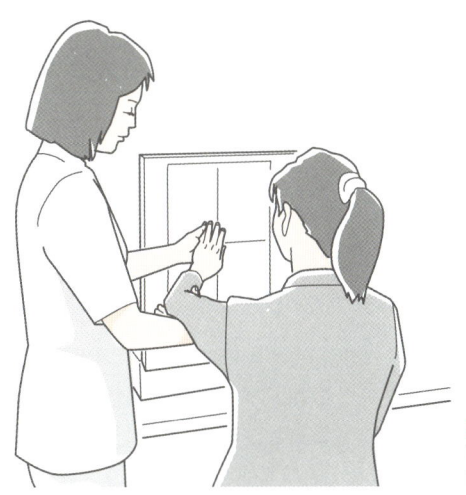

図8◆前額面：面の手前
前額面を手前から辿ることで、肩関節内旋、前腕回内位での動きを使用する設定になる。

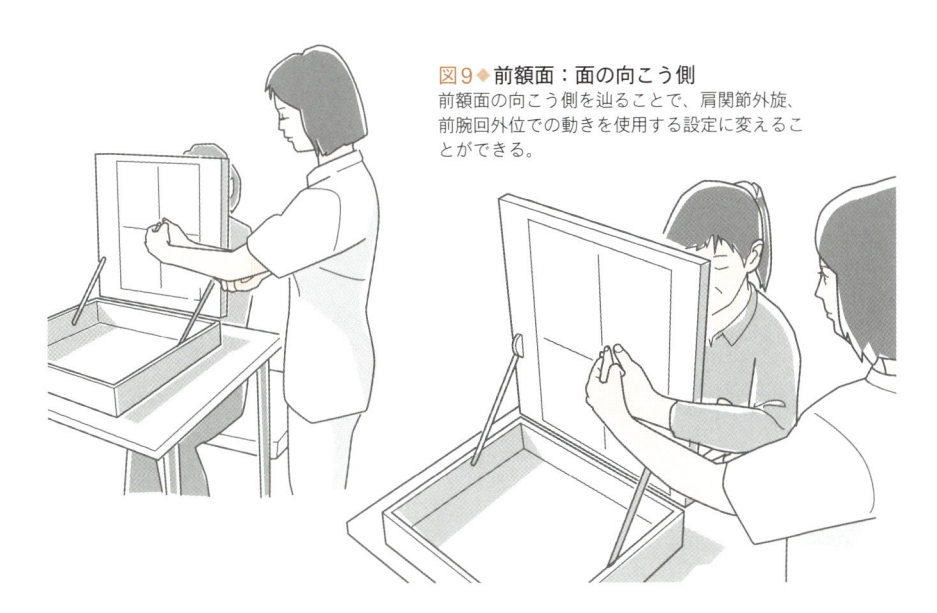

図9◆前額面：面の向こう側
前額面の向こう側を辿ることで、肩関節外旋、前腕回外位での動きを使用する設定に変えることができる。

もそもの肢位が異なっているために、運動経験も変わってくる。

　もちろん同じ設置で、縦線を肘関節の伸展で、横線を肩関節の回旋で描くというように、ほかの動きを使っていくこともできるし、縦線を手関節の掌背屈にするなどもできる。作業療法士が、どの関節のどの動きを使って何を学習させたいのかによって、設定や操作を変えていくのだが、患者は通常、そのような変化には気がつかず、"さっきまで何となく分かったのに、急に分からなくなった"という状況も起きうる。すると、作業療法士は例えば"肩の回旋が知覚できないのだろうか？"と疑うことができ、必要なら回旋だけを取り出して行い、その動きが感じられるかどうかを確認する必要がある。

　同様に、矢状面や水平面での設置も利用することができる。

　矢状面といっても、正面に設定すれば、縦線は肩関節屈伸、横線は肘関節屈伸で動かすことに適しているが、これも前額面同様、外側方向にずらせば肩関節外転位での設定となり、内側方向にずらせば内転位での設定となる。片麻痺で多く観られる大胸筋の伸張反射の亢進や放散反応の制御を学習する際などには、設定の細かい調整が必要となる。また、体幹外側に設置することで肩関節のみで動かすことができるが、この場合、肩関節内外転で縦線を描き、屈伸で横線を描くことになり、上記前額面での設定とは真逆の組み合わせとなる（図10）。

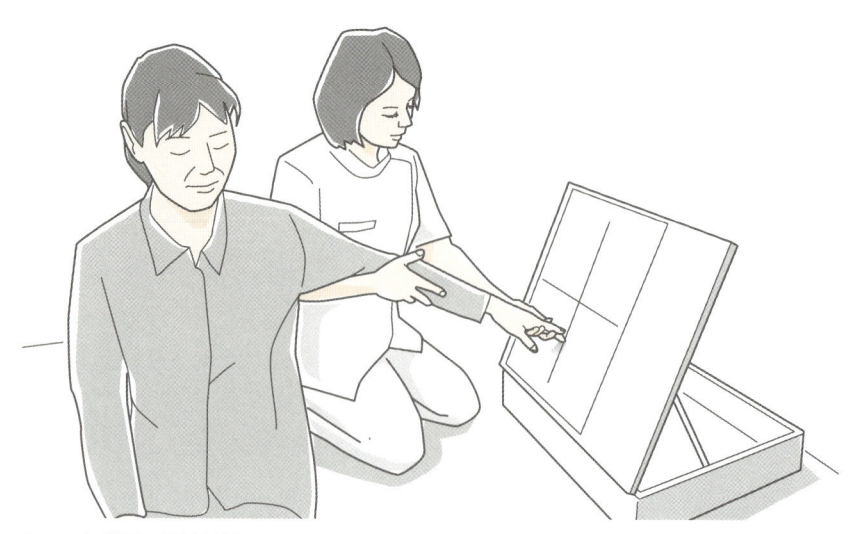

図10 ◆ 矢状面：体幹外側
同じように肩関節の屈伸内外転を用いて線を辿っても、この設定では縦線が肩内外転、横線が屈伸を用いることになり、前額面とは真逆の組み合わせとなる。

さらに水平面での設置もある。正面机上ならば、縦線は肘関節屈伸、横線は肩関節内外転または内外旋が最も自然な動きであろう。もちろん内側方向や外側方向、高さなどを変えることによって、様々な運動要素の変化を創ることができる。そして例えば頭上に設置すれば肩関節だけの動きにすることもできるのだが、それを下からなぞれば手関節は背屈位または中間位となるが、上からなぞれば掌屈位となる（図11・図12）。なお、図では分かりやすいように背臥位になっているが、もちろん

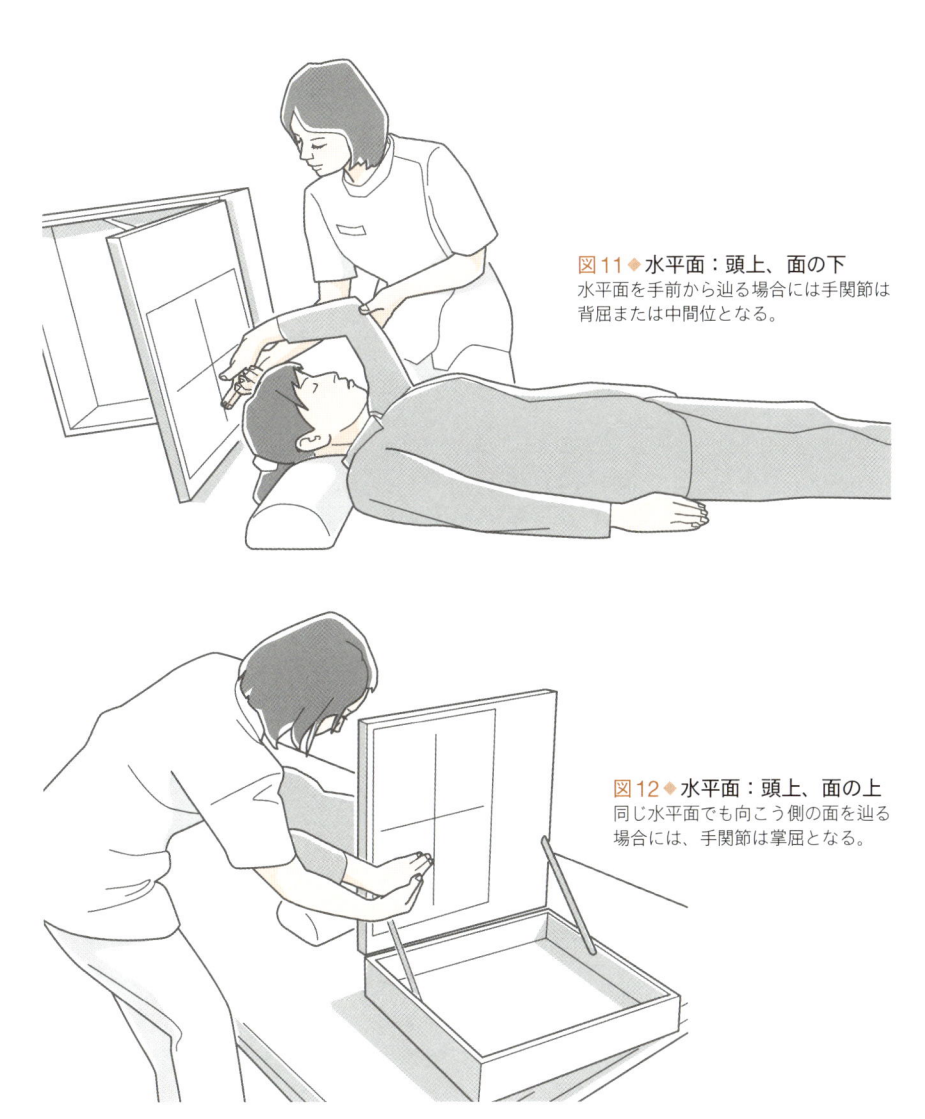

図11 ◆ 水平面：頭上、面の下
水平面を手前から辿る場合には手関節は背屈または中間位となる。

図12 ◆ 水平面：頭上、面の上
同じ水平面でも向こう側の面を辿る場合には、手関節は掌屈となる。

column

臨床を展開するための着眼点 ～例えば軌跡

　作業療法士が、ある目的のために課題を設定しても、その目的に直接近づけるとは限らないのが臨床である。それは、本文でも繰り返し述べているように、患者は自分が最も知覚しやすい感覚を選択して、無理やり作業療法士に求められる情報の形にして回答することが多いからである。そして、そのような場合には、「どこから、どんな感じから、その答えを出しましたか？」と問うことによって、少し患者のそのような思考に接近できることも述べてきた。

　例えば、米字のような図形を描き、中心からそのどれかの線に沿って動かしていくような、方向を問う課題を、肩関節の動きによって知覚するように設定したとする。この場合、作業療法士は肩関節の関節覚で知覚してもらいたいとの目的をもって実施するとする。この患者は、肩の関節の存在感が感じられにくく、大胸筋や広背筋や棘下筋小円筋、三角筋などの肩関節周囲筋の伸張反射の度合いで回答となる情報を創ってしまう傾向があるとする。初めは「動いた感じも感じない」と言っていたが、徐々に「ああ、分かってきました。今はこれですね」などと回答できるようになってきた。しかし、関節覚での情報なのか、尋ねてみる（「どこの感じで、そう思われたんですか？」）。すると、「かなり後ろの遠くに行ったので」と答えた。この回答から、患者が肩で方向を感じたのではなく、"後ろに引っ張られた"ことで回答したと考えることができる。引っ張られ具合、すなわち筋の伸張の度合いであり、やはり"得意な"感覚刺激を選択して情報に仕立てたことが推察できる。

　このようなことは、臨床上頻繁に起き、その時には「そうですか」と答えたまま、それ以上の展開ができなくなってしまうことも多いだろう。しかし、このような時には、作業療法士の方も、もっと身軽に考える方がいいように思う。要するに、引っ張られて後ろの遠くに行ったから、というような情報を使えなくすればいいのである。そこで、軌跡の長さを短くすることも一つのアイデアだろう。あるいは、軌跡を描いた紙の位置をもっと前方にずらして行うことも有効だ。今度は全体に前の方にあるので、"後ろに引っ張られた"という知覚は使えなくなるだろう。しかしそれも何回か続けると、きっとその中での筋の伸張の度合いの違いを感じ分けることで、回答するかもしれない。だから、毎回紙の位置をずらして行うのである。全体に伸張される位置であろうと、そうでない位置であろうと、開始点からの動いた方向が知りたいのである。このようにして継続すると、患者は徐々に"筋が引っ張られた感じでは回答することができない"ということ

> を学習し、関節の感じに変わってくることが多い。「腋の下の動きがはっきりしてきました」とか「これが肩の動きなんですね、意外に弱くても方向は分かりますね」などの言葉が聞かれる。

座位で行っても構わない。
　以上のように、十字という単純な軌跡でも、運動のバリエーションは限りなく多くなる。しかしどのような組み合わせの運動であっても、要するに縦線は縦線として、横線は横線として認知できることを学習することが、軌跡課題の内容なのである。
　さらに言えば、例えば麻痺側で空間に線を描き、それを非麻痺側で再現するというように展開することもできる。この場合、前額面に描いた線を机上（水平面）に再現すれば、心的回転（mental rotation）を要求することにもなる。図5のようにメモリのある紙で作製すれば、距離も自由に設定することができる。

〈不安定板を使う課題〉
　この課題は、板を操作することを通して、自分の身体を感じたり、逆に板そのものを感じることで道具の操作性につなげるなど、多くの目的に対して利用することができる。
　棒の上に板を置いて作った不安定な板の上に手や上下肢、場合によっては頭部を置いて、様々な課題を創ることができる。
　机上に不安定板を置き、棒の左右にそれぞれ前腕を置き、作業療法士が他動的に板を動かす（図13・図14）。患者は閉眼で、板の動きを感じて回答する。板の端が下がれば肩関節は伸展するし、上に上がれば屈曲するため、例えば肩関節の運動知覚を板の動きと関係づけるという認知課題として利用できる。この場合、片麻痺患者で多く観られるのは、肩関節が屈曲しないで肩甲帯と一塊になって挙上してしまうという動きであったり、頭部を含めた体幹全体が板上の前腕の上下と共に側屈してしまうという動きである。そのような場合は、動きの大きさをできるだけ小さくして、肩関節のわずかな動きに注意を向けさせていくことも必要だろう。もちろん、ずっと述べてきたように、患者にどこのどのような違いで区別したのかを問いかけることで、患者が回答を創る過程を推察していくことが必要である。左片麻痺

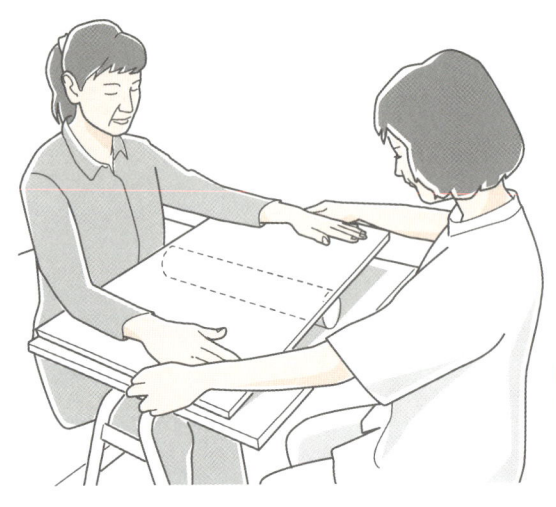

図13◆不安定板：上肢・両側
両側の手と肘で、板の4角を創ることになる。つまり、板の上下動を考えることを通して、自身の左右の手と肘の関係性を考える課題となる。

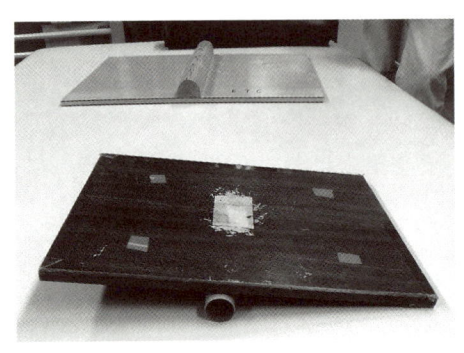

図14◆不安定板
後方は図13の板を逆にした様子。中心に半円柱をつけて作製したものだが、手前のようにラップの芯などを利用することで簡単に作製することもできる。

の患者が「右手が下に下がったから、板の右が下になった」と非麻痺側の動きだけで回答していたら、そのまま継続しても、患者は何も新しい運動経験はできないままになってしまうからである。その場合、例えば麻痺側のみを板の上に置くことも一つの展開の仕方である（図15）。すると左右は回内外の動きによって知覚されることになる。左右にしないで前後にすれば肩屈伸にもなるだろう。あるいは、肘と手の位置の比較というように運動覚ではなく位置覚での識別によって肘と手の関係性を創っていくこともできる。

　両側上肢の関係性を創っていきたい場合には、片側でなく両側を乗せてもらうのだが、前述のように単純な動きの識別では非麻痺側の動きだけで回答を創れてしまうために、もう少し工夫が必要である。例えば板のどちら側かに高さの異なるブロック（カルタやトランプで作ると、高さの調整が細かくできる）をかませることで、

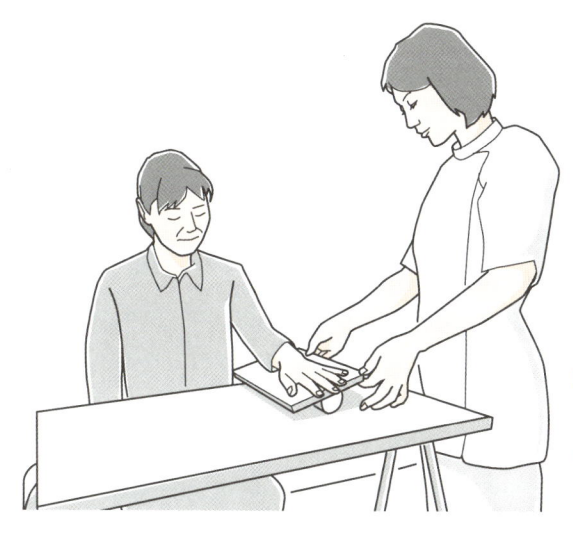

図15 ◆ **不安定板：上肢・麻痺側**
一側の前腕と手を用いることで、橈側と尺側の関係性を通して回答する。例えば左右の動きは回内外を通して判別することになる。

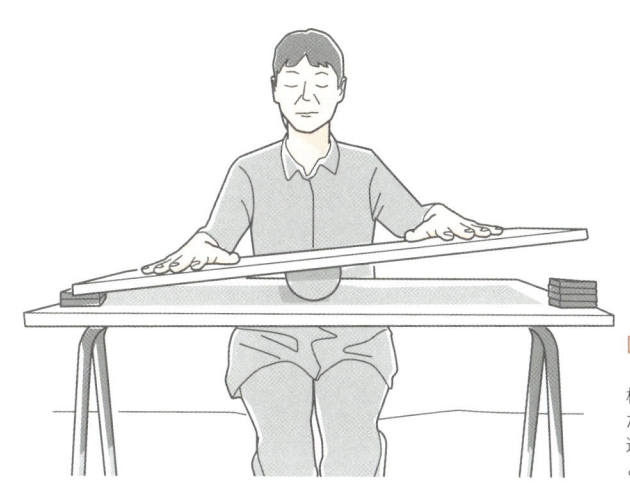

図16 ◆ **不安定板：左右での高さの比較**
板のどちらがより大きく下がったのかを考えることを通して、運動の量的な比較を要求することができる。

　動きの方向とその度合いを問うことができ、それは両側上肢の知覚の統合が必要となるために、非麻痺側の感覚のみで回答すると間違えることが多い。「左右両方に順番に下げてみますから、どちらの方がたくさん下がったか教えてください」というような問いである（図16）。

　板の下の棒を半球に替えることで、動きは左右前後という計4方向に加えて、4つの角を下げることができるようになり、より多くの動きにすることができる。この場合、患者は両側の手と肘を板の4つの角にそれぞれ当てはめることが要求され

> **column**
>
> ## 臨床を展開するための着眼点
> ## 〜例えば不安定板
>
> 　板の上に身体の一部を乗せてもらい、その板を作業療法士が操作することで課題を創る不安定板の課題は、筆者はよく利用するのだが、この場合も、臨床展開に窮するような場面が多々ある。
>
> 　例えば、板上に両上肢を置いてもらい、作業療法士が他動的に板を動かして、その動いた方向を問うような課題を設定したとする。この時の目的は、両肘と両手の4つの身体部位の関係性を創ることであったとする。その4部位を板の4つの角に一致させて考えてもらうのである。さて開始してみると、板が非常に重くて動かしづらい。見ると、患者は麻痺側上肢を、回内位で手関節中間位指伸展位にしておくことに一生懸命で、板に腕を押し付けているために重くなっていることが分かった。今回はこのような異常な伸張反射や放散反応の制御が目的ではないのだが、患者はそのようにして懸命に板に押し付けることで、板の圧迫感をよりどころに回答を創っている。「左手にプレッシャーがあったから、左前が上がったのかな」という回答からも、それが裏付けられる。
>
> 　そこで、両上肢を回外位、手指屈曲位で乗せてもらうことにする。患者は驚いたが、非麻痺側である右手は回内外や指屈伸などに関係なく、板の動きの様子を感じ取れることを確認すると、「へー、なるほどね。板の動きね」と納得してくれた。第2章で述べた"身体の向こう側"を感じ取るということであるが、それが分かると、患者は板を感じようとしてくれた。すると、それまで強く出ていた筋出力も緩み、課題を継続することができた。
>
> 　患者が、何の感覚をよりどころにしているのかを推測して、それを利用できなくするように、展開していくのである。

る。それぞれの部位の位置関係で板のありようを認知するのである。選択肢は、左右前後に加えて右前、右後ろ、左前、左後ろの8方向となり、複雑になる。

　もちろん、軌跡課題同様、板の位置を前後左右上下にずらしたり、身体周辺の空間のどこに設置するかで、その運動経験を変えることができる。座っている座面の高さに設置すれば板に乗せるのは手だけとなり、この場合、板の4つの角は母指もしくは示指の指先、小指もしくは環指の指先、そして手掌近位部の橈側と尺側という4つの部位で創ることになるし、板を傾ければ手関節の動きを要求することができる。身体により近い位置では手関節背屈が必要となり（図17）、患者は手関節指

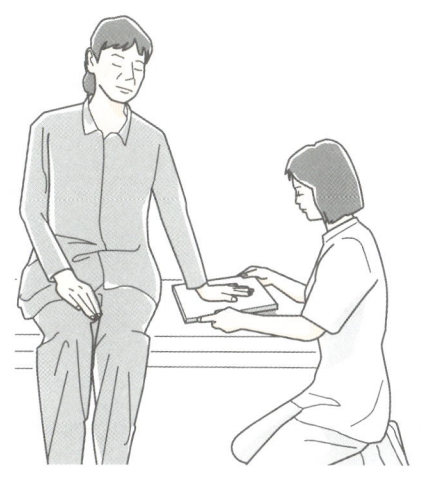

図17 ◆ 不安定板：座面（手関節背屈）
このような設定では、板の傾斜を判別するには、前腕と手関節の動きや、母指－小指－手掌橈側－手掌尺側の関係性をつくることを要求できる。

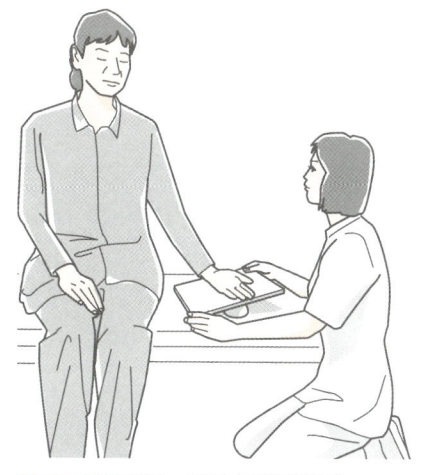

図18 ◆ 不安定板：座面（手関節掌屈）
同じような設定でも、手背部で探るように設置すると、手関節の形は掌屈位となる。屈筋群が伸張されないため、それらに強い痙縮がみられても、無理なく実施することができる。

屈筋群の伸張反射のより難しい制御を要求されることになるし、手の位置を身体外側にするか背部にするかで肩関節の外旋の度合いが変わり、制御しなければならない運動要素が変わってくる。さらに、手掌が板に接するとは限らず手背が接するように置けば、手関節は掌屈位となる（図18）。板を殿部の後ろに設置すれば肩関節伸展位の中での運動経験になるし、背部という視覚イメージしにくい空間の認識を狙うこともできる。要するに、どのような設定のどのような肢位であっても、左右前後上下という運動の方向が知覚できることが必要なのだ。

時間的な要素を入れるのであれば、4つの角を順番に下げていき、その順番を問うこともできる。

また、背臥位で頭部を板上に乗せる設定にすれば、頸の動きを介して頭部と体幹の関係性を創る課題にも応用することができる。

▶ 接触課題の一例

〈性状識別（主として触覚の課題）〉（図19）

質感が異なる数種類の紙や布などと接触して、どれを触ったのか判別する。

対象物の方を動かして接触させる場合と作業療法士が患者の手を操作して動かす場合、そして手も対象物も同時に動かす場合も想定できる。対象物を動かす場合

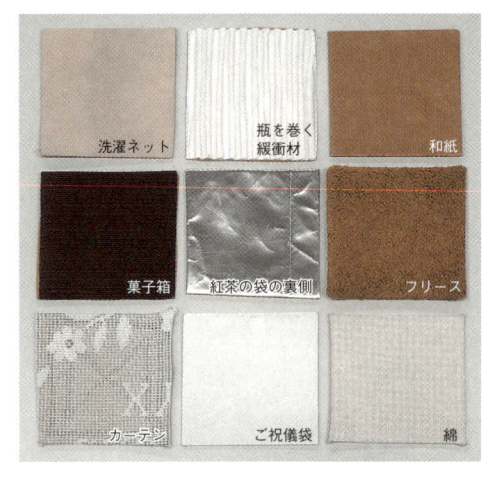

図19◆性状識別のための素材の例

様々なネット（しいたけやみかん、洗濯用など肌理の異なるものがよい）、様々な包み紙やのし袋を切ったもの、フェルトや綿やサテン、瓶などを包むウネウネの紙など、感触や風合いの異なるものを工作用紙や段ボールに貼り付けることで簡単に作製することができる。患者に合わせて、例えばその人がよく使っていたものなどを利用することもできる。

は、患者は素材の動きの接触に対して自分の手を静止しておくことが要求される。例えば手指屈筋群の伸張反射が非常に亢進している場合には、このようなやり方がよい。もう少し伸張反射を制御することができるのであれば、作業療法士が他動的に手を動かして触らせていくこともできる。この場合は、静止時に比べ屈筋群の伸張反射のより高い制御が要求され、難易度は上がる。そして両方ともに動かせば、さらに難しくなるだろう。この場合、患者は自分の手が動いた運動覚や関節覚や筋感覚を無視して触覚に注意を向けるという注意の取捨選択を要求されることになるからである。他の要素としては、スピードを速くすれば難しくなるし、また接触する肢位によっても変化する。例えば大胸筋や上腕二頭筋が伸張される肢位で行えば、そうでない肢位よりも高いレベルの制御が求められ、課題の難易度は高くなる。

　もちろん、手で行うと限定されてはいない。肘頭で接触したり、前腕や、また足底などでもよく行う。USN患者に頭部の左方向への動きを経験してもらうために、左顔面で接触してもらう課題として利用する場合も考えられる。

　また素材の選定は、摩擦の大きいものや凹凸のあるものは、ツルツルした抵抗感のないものよりも伸張反射の制御が難しくなるために、慎重に行う必要がある。患者がぎりぎり制御できるぐらいの質感の素材であることが望ましい。そして、患者にとって"嫌な、不愉快な感じ（これは、治療の進展と共に変化する）"でないものを使用することも大切である。

〈スポンジ判別（主として圧覚の課題）〉

　硬さの異なるスポンジ数種類を用意して、その中のどれを触ったのか判別する。押し方は、スポンジの方を身体に押し付けるやり方と、身体の方をスポンジに押し付けるやり方があるが、後者の方が痙縮の制御が難しい。

　スポンジの判別は、布などの性状識別と違って、圧覚情報が利用される。つまり筋腹が伸張されるだけに、伸張反射が亢進した患者では制御することが難しくなる。また、片麻痺患者は触覚情報が感じ取りにくいために、強く押し込んでその圧迫感や引っ張られ感に頼って感じようとする傾向があり、スポンジを過剰に押し込んでしまうことがしばしば観られる。しかしそのような感じ取り方では、硬いものの方を軟らかいと回答することが多い。本当に軟らかいスポンジは抵抗感が感じられないためだと思われる。第2章の感覚テストの項で述べた"向こう側の感じ取り"が難しく、圧覚や抵抗感を接触感として知覚していることが多いのである。また強く押そうとして、逆に伸張反射を強めてしまう場合もある。作業療法士は、そのあたりの反応を丁寧に観て、硬さを選定する必要がある。通常は、硬さの差の大きい2種類から開始して、少しずつ近いものにしていく。

　また、触れる部位の選定も重要だ。例えば一部位（手掌など）で触れるようなやり方と、複数の部位（手掌と肘頭とか手の橈側・尺側とかあるいは左右の肩など）で触れる複合的なやり方が考えられる。複数の場合には、同時に押すのと順番に押すのと2つの方法があり、やはりそれぞれ要求される機能が異なる。同時では、注意を1つではなく2つの情報に向けて比較するという分散機能が必要であるし、順番に触る場合は先に触った感覚情報を記憶しておいて次の情報と比較することが要求される。

▶ **空間と接触を組み合わせた課題の一例**

〈物の形の判別の課題〉

　物の形を判別するには輪郭が分からなければならない。そのための課題として、接触している部位としていない部位を感じ取り、それを統合して視覚的にイメージする。

　例えば、手掌で棒を触り、その棒が横に置かれているか縦に置かれているか、または斜めなのかを問う。もちろん三角定規でもいいし、ペンやペグでもよい。

　形をイメージするということは、"何となく圧迫されている"というようなぼんやりとした圧覚情報では創ることができない。接触している部位としていない部位

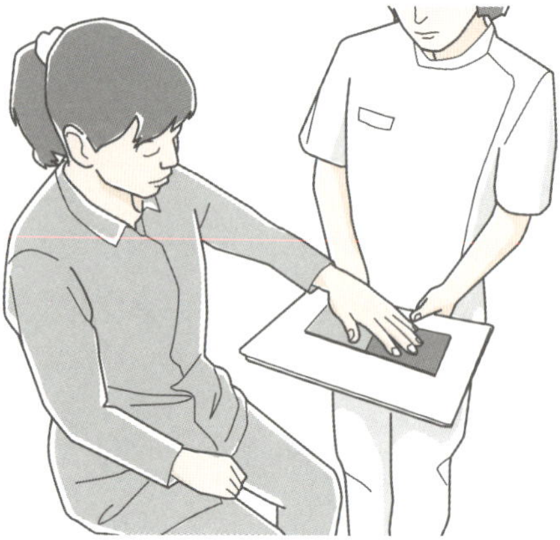

図20◆素材の配列・縦：水平面（机上）、上側
肩関節や肘関節で位置を識別し、触覚で素材を識別するという空間と接触の情報を統合することを要求している。

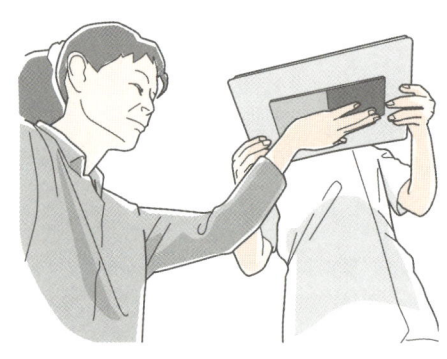

図21◆素材の配列・縦：水平面（顔の前）、下側
水平面を下から触る設定にすることで、肩関節屈曲外旋、前腕回外位で手関節背屈位となる。この状態での空間と接触の情報の統合を要求している。

の境界線がはっきりする必要がある。それだけ、筋出力を制御しなければならず、難易度の高い課題の一つである。仮に机上に置いたペンを圧覚で知覚しようとして押し込んでいたら、軟らかいスポンジの上に置くなどの工夫が必要だろう。

〈素材の配列の課題〉（図20～図24）

　質感の異なる布を縦または横に設置し、それを触って配置を判別する。これは第2章の感覚テストからの展開でもふれているが、例えば正面の机上に麻を貼ったプレートと綿のプレートを置き、それを前後、左右に配置し、閉眼で触ってその配列状態を回答するというものである。もし左に麻、右に綿を置いてあれば、患者は主に肩関節の動きによって左右を知覚し、その際に触れている性状識別と組み合わせることになる。上下であれば主に肘関節の動きになるだろう。これも空間課題の軌跡の項で述べた通り、設置する面を水平面、前額面、矢状面と変えていけば、前後

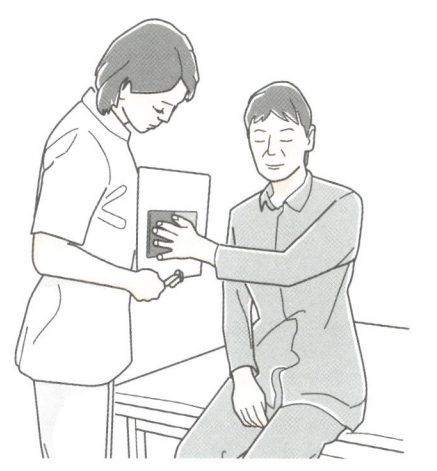

図22◆素材の配列・縦：矢状面（前面）
矢状面に設定すると、水平面肘関節伸展で素材の位置を決めることになり、情報を得るための運動を変えることができる。

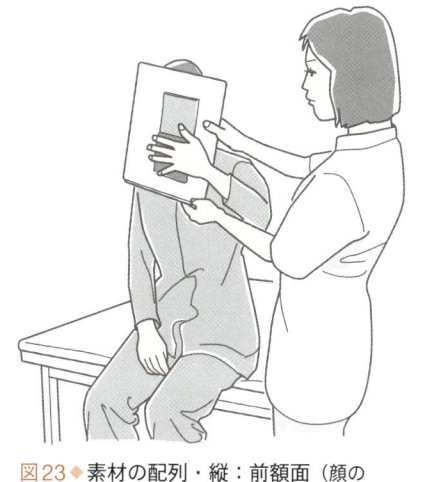

図23◆素材の配列・縦：前額面（顔の前）、向こう側
同じ前額面でも、手前の面に設置するのと向こう側にするのとでは、肩の回旋や回内外が逆になる。

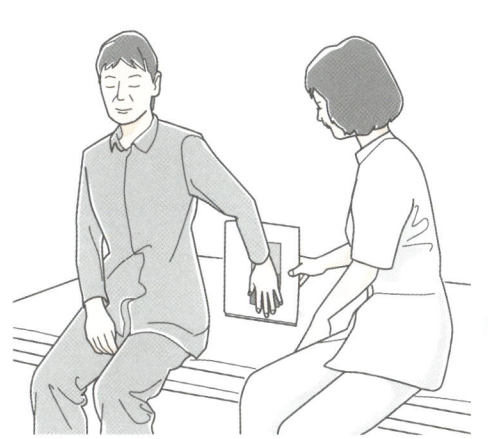

図24◆素材の配列・縦：前額面（体幹外・後方）
これも同じ前額面だが、背部に設置することで、目の前に設置するのとは全く異なる運動との統合を要求している。

　左右のほかに上下の軸を創ることもでき、かなり多くのバリエーションを創ることができる。
　なお、図では面がはっきりするように自動運動になっているが、通常は他動運動として作業療法士が患者の上肢を保持して操作することが多い。

〈穴の判別の課題〉（図25）
　軌跡の線上に何カ所か穴を空けておき、辿っていく際に、その穴の位置を判別す

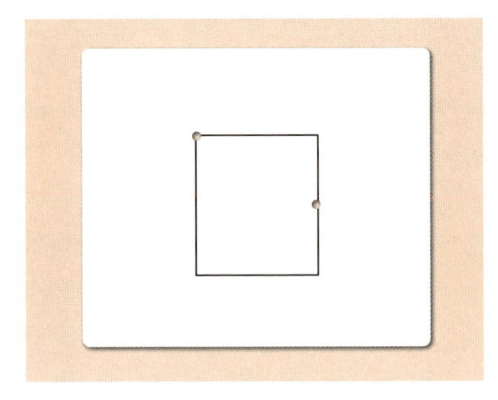

図25◆穴の判別（軌跡上）
関節の動きで形を判別しながら、触覚で穴を識別して、その両方の情報を統合することを要求する課題である。

る。例えば「正方形の形で、右下の角と左下から左上に至る線の間に穴がある」などという調子である。これも形や、今そのどのあたりを触っているのかは空間課題であり、穴の識別は接触課題であり、それらの情報を適切に組み合わせて解釈することによって、回答ができる。

〈不安定板と、スポンジあるいは錘の課題〉（図26・図27）

　上述の不安定板を用いる。スポンジと組み合わせる課題は、板の端に硬さの異なるスポンジを置いて板越しに押し、その硬さの比較をする。患者は板の動きと、その時に押しているスポンジの硬さを感じて組み合わせることを要求される。

　あるいは、板を水平に保持してもらった状態で、作業療法士が左右の板の端のどちらかまたは両側に錘を置き、どちらに置かれたのかを答えてもらうというやり方である。錘の重さは随時調整し、置いても板が動いてしまわない程度とし、患者は板の動きではなく"ずしっとした感触"とその場所に同時に注意を向けることを要求される。

〈物の動きを介する課題〉（図28）

　麻痺のステージが高い場合は、道具の使用を目的に、直接道具を使用する課題を設定することができる。例えばペンを母指と示指の指腹つまみで把持してもらい、そのペンの先を作業療法士が動かして図形を描き、どんな図形を描いたのかを判別する。患者は指腹部に当たるペン先の移動状態の識別から、ペンの動きを判別することになる。

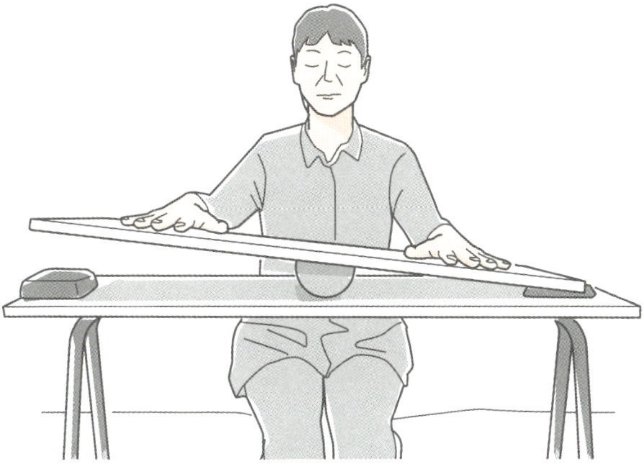

図26◆**不安定板とスポンジ**
板の傾きは関節の動きで、スポンジの硬さは圧覚で判別して、それらの情報を統合することを要求する課題である。

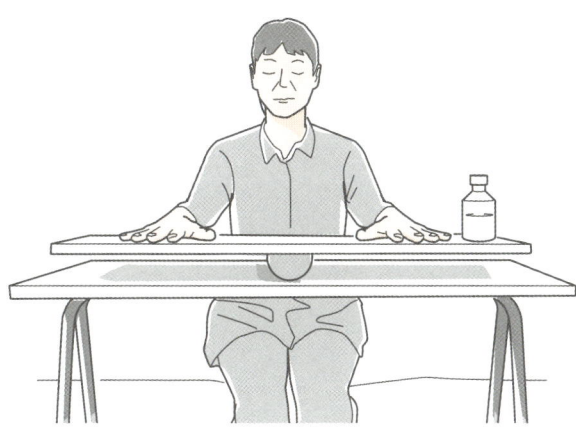

図27◆**不安定板と錘**
錘の重量感を板越しに感じて、その空間的な位置を当てはめる課題である。錘はペットボトルで作ると重さの調整が容易である。

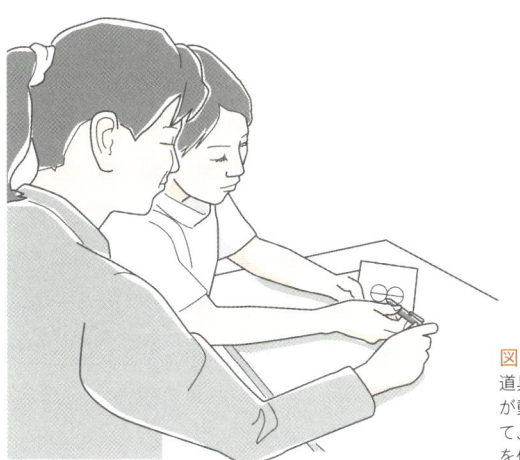

図28◆**物を介した軌跡（図形）**
道具の先に神経を投射する応用的な課題。棒が動くことを指腹部の接触位置の変化を通して、動きに組み替えることを要求する。道具を使用するために必要な統合能力である。

道具は課題次第、ということがお分かりいただけただろうか。道具には様々な意味を持たせることができるのである。そして患者の志向性に合わせて選定することで、患者に特別の注意を喚起することも期待できる。例えば、長年編み物を好んできた人であれば、接触課題の素材をシルクとウールのニットにすることで、注意を向けることがしやすくなるかもしれない。また小さな子供に軌跡課題を行う場合、うさぎとクマの顔にして耳の長さだけを変えたり、新幹線ののぞみとこまちの顔の部分にすることで、単純な図形よりも積極的に向き合うことができるかもしれない。

　道具のアイデアと作製は、作業療法士の得意とする分野である。それぞれの患者に合わせた道具を創るセンスも要求されるのである。

第5章

the fifth chapter

患者と共に患者の世界を読み解く
～感じて動ける身体へ～

　この章では、実際の症例を通して、観察評価の実際と治療例を提示する。そしてターニングポイントとなった訓練の一部分を切り取って、症例とのやり取りを交えて記述する。作業療法士の疑問や、その時重要視したポイントについても記述するので、臨床の参考になればと思う。

症例1　麻痺が改善しても行為につながらなかった症例（右被殻部梗塞；左片麻痺）

　70代、右利きの男性。10年以上前に右被殻部梗塞発症し、左片麻痺となる。
　主訴は、左手を使えるようになることと、手のシビレがなくなることであった。訓練を担当して数年が経過している。初めはBRS上肢Ⅲ-手指Ⅲ-下肢Ⅴであり、屈曲パターンが強く、上肢は随意的に動かすことができなかった。感覚障害も強く、関節が動いたか動いていないかの区別も困難であった。週1回の外来訓練で、徐々に運動麻痺、感覚麻痺が改善してきている。
　しかし、麻痺が改善してきているのに、動きが拙劣でぎこちないままである。物を持つなどの手の使用もできない。以下、その時点での評価である。

① 外部からの情報と観察～どのように動くのか

　麻痺そのものはかなり改善しており、固い動きながら指折りやキツネ、ピースなどの分離した動きも創ることができ、BRSではⅤ-Ⅴ-Ⅵである。歩行は階段も含めて行える。Barthel Indexは100点であるが、左手の実用性は低く、ほとんどすべて

を右手で行っている。

　手指機能は、何かを持とうとすると手関節や手指が強く屈曲してしまい、物を把持することも何かを滑らかに触ることも難しく、またそのような不都合な動きが生じていることは閉眼では感じられず、見ていても指摘するまで気がつかない状態であった。

　感覚機能は、表在感覚での低下が認められた。作業療法士が掌を触って「触られている感じはしますか？」と問うと、「触られていることは、抵抗感を感じるので分かります」と答え、手の感触という触覚ではなく、抵抗感という筋感覚や圧覚で知覚していることが推察された。日常生活でも「歯磨きの際にコップを持たせたりしている」と話し、そのコップがガラスでもプラスチックでも同じように、「落とさないように、ただしっかりと持っている」とのことであった。感触については「それは分からないですね」とのことであった。一方深部覚については、肢位模倣や動いた関節の識別、角度方向距離など、ほぼ正確に判別することができた。

　また、表在覚・深部覚共に、感じようとすると、注意を集中させてかなり長い時間をかけて感じているという特徴が観られた。

　伸張反射の異常な亢進は、手関節屈筋群、手指屈筋の手外筋群に認められたが、「これから手首をこのように動かします（背屈）ので、動かされる感じをイメージしてください」などと声かけすると、自分で調整ができ、亢進の度合いが著明に軽減した。異常な放散反応は指の屈筋群を伸張した際に手関節屈筋群に認められた。本人はいずれも、そのような動きは感じてはおらず、認識もしていなかった。何かを把持しようとしたり触ったりしようとすると、指節間関節（PIP関節、DIP関節）の屈曲と手関節の屈曲が同時に強く出現するという異常な運動スキーマが観られ、把持しようとした物を弾き飛ばしてしまったり、触ろうとした物から指腹部や手掌が離れてしまうが、それも感じ取ることができず、懸命に触ろうとしているような場面も観られた。目で見ながら行うと、やや改善するが、基本的には同じ状況であった。

　下肢の感覚は、上肢同様に、表在感覚で低下が観られた。触覚を、抵抗感で認識しており、足の向こう側たる床や地面の質感を感じることはできなかった。関節の動きや距離なども固い動きの状態で、抵抗感によって認識しているようであった。全体に過剰な運動単位が動員されており、立脚相では地面を強く踏みつけていた。そのため、立脚相から遊脚相への移相に、さらに強い筋出力を要する状態であり、「一生懸命歩いています。でも疲れるばかりでスピードが遅くて、高齢の女性にも追い越されます」と語った。靴は、普通の靴ではあったが、指先にインソールを入

れて指屈筋群の筋緊張の高さに配慮されたものであり、ほかの靴では指先が食い込んで痛いとのことであった。

非麻痺側の半身でも、麻痺側に準じた運動単位の過剰な動員が観られ、全体に固い動きとなっていた。

知的な低下はなく、劣位半球症状も観られなかった。

2 その内部にあるものの観察〜なぜそのように動くのか

★どのように感じているのか

運動覚や圧覚、筋感覚など、自身の身体に加えられた刺激によって生じた変化については感じられているが、それらの変化を基に身体の向こう側を感じるという形での知覚情報を創ることが難しい。そのため、物の質感を感じようとすると、半ば積極的に過剰な運動単位を動員して感じやすい抵抗感などを利用しようとしている。しかし、そのような強い筋出力で触ろうとしている物を弾いてしまったり、それほどの強い筋収縮が生じていることなどは感じられていない。また、硬さの異なるスポンジを識別するような場合、スポンジを強く押し付けた方を硬いと判断し、"そっと触れても硬い"という感じ方ができない。

★どのように注意を使うのか

深部覚については、意識的に注意を向けることでその感覚情報を知覚することができる。しかし表在覚については注意を向けることが困難であり、つまり身体の向こう側に注意を向けることが難しい。

視覚情報や聴覚情報などは問題なく向けることができている。

★どのようにイメージを創るのか

左手を主体的に動かしていくイメージを創ることが難しい（「左手に持たせる」などの表現からも推察できる）。また、動きのイメージは視覚イメージであり、運動イメージの想起は難しい。物の質感ではなく、それを触れた自分の手に感じるであろう感触としてイメージする。視覚イメージも、手関節以遠では正確ではなく、視覚情報での確認時に差異が生じていることが多い。

★どのように言葉を使うのか

例えば作業療法士が、手掌にスポンジを押し当ててその質感を問うような課題を行う際に「どちらの方が硬いですか？」という問いに対して「2個目の方が強いです」というような回答となる。強い、弱いという自分の身体に生じた変化の質感を表す言葉が多く、硬い、軟らかいというスポンジに属する質感を表現する

言葉が聞かれにくい。

★ どのように考えるのか

　体性感覚で何かを区別しようとするような知覚課題を行う時に、「さっきのよりも抵抗が少ないから…」というような、前回との比較で考えようとする傾向がみられる。今現在どう感じるのか、という感じ方ではなく、記憶したものとの比較で考えている。思考時間も非常に長い。

3　病態の理解〜何が問題なのか

　症例は自己身体を感じ取ることが困難となっていた。病巣部位からも、症例が身体に注意を向けることが難しいことが推察される。しかし症例は知的に高く賢明であるために、自分の身体を感じ取ることができていないことに気がついており、健常者の動きを観察して模倣しようとするなど、自分の身体を感じ取る強い努力を続けてきた。

　その結果、懸命に身体感覚を感じ取ろうとし、感じることのできた感覚の、ほんのわずかな差異をよりどころにそれまでの課題を解いていたのではないかと考えられる。だから、感じるというよりは分析して考えることによって、様々な情報を識別するという複雑な方法をとるようになってしまったと考えられる。具体的には、筋感覚情報や皮膚の抵抗感、圧覚情報が高度に精緻化されて、すべての知覚を、それらを基にして細かい違いを抽出することで知覚するという、代償的な学習がなされており、そのために、症例は"本来は感じることで知覚する質感を、深く思考して分析することで抽出する"ことになっている。ここが本症例の最大の問題であると考えられる。また、触覚などの体性感覚情報を利用できないことから、それらの体性感覚情報と視覚情報の統合がなされないこと、そして筋出力感覚を利用するために過剰な筋出力になってしまうことから生じる異常な筋肉痛、それらを、シビレとして感じていると考えられる。

　道具を扱ったりできないのは、自分の身体に生じた変化である筋感覚や抵抗感や痛みなどを基に身体を動かそうとしているためであり、身体に生じた変化を手がかりに"身体の向こう側"を感じることが困難であるためと考えられた。つまり道具を感じることができないのである。

　この症例に対して筆者が最も疑問に感じたことは、運動の分離も進み、様々な知覚課題でも正解できるのに、なぜ物を扱うことができないのか、そしてなぜもっと軽い足取りで歩くことができないのかという点であった。そして、何かを感じるこ

とが、そんなにも長く考えないとできないことへの疑問であった。そこで、何かを感じたり物の操作をする際の知覚の状況を、何回も自分自身で確かめてみるうちに、前述したような問題の理解に至った。

4 治療を組み立てる

以上より、すべての知覚情報を限られた感度の高い感覚の分析による区別で行うという、現行のシステムを変えることを目的とする。通常なら利用されない感覚情報を利用する経験と、そして何よりもまず"考えないで感じる"という経験をすること、これが具体的な目標となる。

そこで、様々な質感のもの（麻、綿、和紙、フリース、段ボールの凹凸、気泡緩衝材など）を貼り付けたプレートを3種類見せ、それを閉眼で触り瞬間的に当てていくという課題を行った。ここでの目的は素材の性状を、様々な自分で抽出できるデータから考え併せて判断することではなく、文字通り"体感する"ことである。いわば直感的な感じ取りであり、考えることをしないで知覚するという、症例にとっては新しいやり方を創るのである。そのため、あえて素材の質感を言葉で表現するなどあらかじめイメージを喚起することはせずに、いきなり行うことにする（課題1）。

そしてその後に、身体に生じた何らかの変化（体性感覚による）を手がかりにして、身体の向こう側を感じ取ることを学習していく（課題2）。

課題1

目的 ● 考えて分析する手段ではない、"感じる"ことを実感する
課題の種類 ● 接触課題
使用する身体部位 ● 手掌、指
使用する感覚モダリティ ● 触覚、運動覚
内容 ● 作業療法士が提示した異なる質感のプレートを自分で触り、瞬間的にその印象で素材を答える。
準備 ● 非麻痺側である右手で行う。症例は考えることなく、答えている。"なぜそう思うのか、ということは考えていないこと"を確認し、今度は麻痺側で開始する。すると、どうしても考えてしまい、直感的に感じるということが難しかったので、回答に"パス"という選択を持たせた。「第一印象で、直感的に何も浮かんでこなかったら、パスにしてください」と指示して

行った。

……・・

OT♠では、いきますよ。これは？
Pt♣うーん、えっと、……………
OT♠はい、パスですね。
Pt♣あ、はい、パス。
OT♠これは？ 考えないで、第一印象でね。
Pt♣はい、えっと麻です。
OT♠はい、これは？ 瞬間的に浮かんだものを答えてください。
Pt♣フリース。
OT♠これは？
Pt♣綿。
OT♠これは？ 第一印象よ。
Pt♣えっとパスです。

　この訓練の目的は、瞬時に感じる経験であり、アクセスしやすい筋感覚や抵抗感を分析して答えを抽出するという通常のシステムを使わないことである。つまり"正解"を求めているわけではなく、むしろ正解にこだわると、通常の得意なやり方を選択してしまう可能性が高かったので、回答を検証する作業は行わず、また提示のスピードも速くして、どんどん進めていった。言語的にも「第一印象で」「瞬間的に感じたもの」「直感ですよ」と、繰り返し伝えた。症例は、徐々に回答時間が短くなり、瞬間的に回答できるようになった。そしてそれは正解も多かったのだが、いつも正解を求めていた症例にしては、正解にこだわらずに次々と答えることができるようになっていった。「いや、忙しくて、そんなこと気にできませんでした」と笑っていた。そして「何となく"感じる"っていうことが分かるようになりましたよ。感じる時に、深く考えたりしませんよね」と語った。ここで、一つのヤマは越えたことになる。

　次に、身体の側と向こう側という問題に移るのだが、症例は、そのイメージがよく分からないと言う。そこで、非麻痺側手でボールペンを触ってもらい、その太さや形や材質を問うてみた。もちろん的確に回答することができたのだが、「今手指をどう動かして、その情報をつかんだか覚えていますか？」と問うと、もちろん手

指の動きなどに注意を向けていなかったこと、そして意識は手指ではなくボールペンに向いていたことが、実感として分かったように思うと言う。また"考える"ことと"感じる"ことの違いも分かったと言う。「確かに、私は今まで考えていました」と、自ら語った。

このようなやり方は、もちろん手だけでなく身体全体で行われており、足部でも同じ問題が根底にあるために、麻痺の回復状態に比べて歩行機能が低いと評価しているため、次の課題は、上肢と下肢の両方で組むことにした。

課題2

目的 ● 体性感覚情報を手がかりとして利用して、身体の向こう側の物の質感を感じ取ること

課題の種類 ● 空間と接触の要素を組み合わせた課題

その1：上肢編

使用する身体部位 ● 手指

使用する感覚モダリティ ● 触覚、圧覚、運動覚、（視覚イメージ）

内容 ● 10cm四方の厚紙に麻ひもを△○□に貼り付けたプレートを1枚ずつ用意する。それを閉眼にて、作業療法士の介助誘導での自動介助運動にて触り、形を判別する。作業療法士が症例の手を把持し、○に麻ひもが貼り付けられたプレート上を、例えば上下に手を動かして触れていく。手の動きは縦線を描くがプレートの麻ひもは○であり、課題の正解は「丸」となる。同様に例えば、△に貼り付けた麻ひものプレート上を円を描くように触らせる。手の動きは○を描くが、プレートの麻ひもは△であり、正解は「三角形」となる。（図29）

準備 ● まず△のプレートを、指が屈曲しないように作業療法士が他動的に介助して上下に手を動かしながら触ってもらったが、急に手全体の筋出力が高くなって指が屈曲し、手関節も屈曲したために手掌がプレートから離れてしまった。しかしそのまま指でプレートをひっかくようにして触り、「三角」と回答した。それは回答としては合っていたのだが、あれほど強い力で押し込み、しかも最後は離れてしまったのに、本当に三角形に感じたのか、疑問に思った。そこで「三角形というのは、その形を感じられたんですか？」と問うと「形はあまり分からなかったんですけど、何か指先にチ

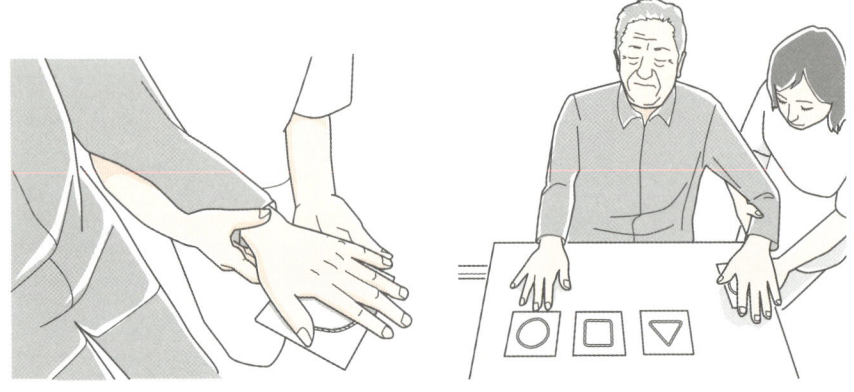

図29◆プレートに貼った麻ひもの形の判別
例えば、左右に動かすようにしてプレートを触ると、手の動きは横線を描くような動きになるが、麻ひもの形は○である。同様に○を描くように動かすと手の動きは円を描くが、プレートの紐は三角形や四角形である場合もある。注意を、手の動きではなく手の向こう側に向けることを要求している。

クッとする箇所があるので、それはきっと角なのだと思い、三角だと思いました」と答えた。

そこで非麻痺側では、どのように三角形を感じるのかを確認するために、右手で実施してみると、もちろん正解となった。「手はどんなふうに動かされましたか？」と問うと「手は縦に動きました」と分かり、「形は？」と問うと「三角です」と回答した。「今は三角形を感じたんですか？」と問うと「はい」とのこと。「チクッとしたから角、というような感じではなかったんですね？」と確認すると、症例も「ああ、そうです。ちゃんと三角を感じました。なるほど、そういうことですね。仰る意味が分かりました」と納得したようであった。

・・・・・・

OT♠いいですか？ 貼り付けられている図形の形ですよ。

Pt♣分かりました。

OT♠これは何でしょうか？（円を描くような動きでプレート上の三角形を万遍なく触らせる）

Pt♣円です。

OT♠では円を触ってみます。・・・どうですか？

Pt♣はい、円に感じます。

OT♠では、もう1回課題です。・・・円でいいですか？

Pt ♣ はい。
OT ♠ では見てください。
Pt ♣ あ、三角ですか………（考え込んでいる）

　この時点で、症例はまだ自分の手の動きをもって、向こう側の図形として認識している可能性が高い。つまり運動覚や関節覚の知覚だけで、触覚を含む複合感覚として認識しているのである。そこで、次に、質問の仕方を変えてみた。

OT ♠ これは、何の形か分かりますか？
Pt ♣ 円に感じます。
OT ♠ はい、ではちょっと伺います。手はどのような形に動きながら触っていますか？
Pt ♣ あ、丸く動いてますね。
OT ♠ では、丸く動きながら触っている向こう側の図形はどうですか？
Pt ♣ （少し考え）あ、三角形ですか。
OT ♠ では三角形を、丸く触ってみますね。こんな感じですよ。
Pt ♣ はい、そんな感じです。
OT ♠ では課題です。・・・どうですか？
Pt ♣ はい、そうです。三角形を丸く触ってます。
OT ♠ 正解です。どうぞご覧になってください。
Pt ♣ ああ、仰っている意味が分かりましたよ。

　このようなやり取りから、症例は身体の内側と外側という感じ分けができるようになっていった。同時に、手指は屈曲しなくなり、押し付けることもなくなり、上手に触れるようになったが、症例自身は手指に生じた変化については何も感じていなかった。

OT ♠ 今、手はどうなってました？　角がチクッとしました？
Pt ♣ え？　あ、いえしませんでした。ああ、そういうことですか。
OT ♠ そうです。そうです。手にチクッとしたりしないでしょ？
Pt ♣ はい。三角形でしたね。なるほど……

　次は、上下に手を動かしながら円を触ってもらう。

OT♠これはどうですか？
Pt♣何だか形になりません。
OT♠では、手の動き方は分かりますか？
Pt♣えっと、上下に動いてますね。
OT♠そうですね。ではその向こう側にある麻ひもの形はどうなっていますか？
Pt♣ああ、えっと円ですね。今分かりました。
OT♠では見てください。正解ですね。

ここでは、意図的に"手そのものの動き"と"向こう側のものの形"とを、繰り返して要求している。症例に知覚の二面性を実感してもらうためである。一つずつ回答することで、症例自身が、その両面を感じ取れることを実感しているのである。その上で、その手続きを省略して、向こう側を直接感じ取れるようにしていくことを狙っている。

その2：下肢編

使用する身体部位 ● 足底、足関節、膝関節、股関節

使用する感覚モダリティ ● 足底触覚、関節覚、運動覚、（視覚イメージ）

内容 ● 板を、水平、前下がり（下り坂）、後ろ下がり（上り坂）、外側下がり、内側下がりの5種類の中から選択して設置する。その板上に足を乗せ、作業療法士が特定の足関節の形にして保持し、他動的に動かして板を触らせて、その傾斜方向を判別する。例えば後ろ下がりの板を前足部だけで接地するようにして前後に動かす（つまり足関節は底屈位となり、下り坂を歩く時の形になるが、板は上り坂である）。あるいは後ろ下がりにした板上を踵だけで接するようにして動かしていく（足関節背屈位で、上り坂を歩く時の形であるが、板は下り坂である）。または、水平位の板上を内反位にして外側部だけで接するように動かしていく（足の形は内側が高く外側が低い状態であるが、板は水平である）。（図30〜図32）

準備 ● 非麻痺側足で行うと、すぐに回答でき、その表現は「上り坂」「下り坂」「外下がり（内上がり）」「内下がり（外上がり）」という客観的な言葉であった。きちんと坂を感じ取れるが、足の形は意識しなかった、と言う。一方麻痺側で行うと、非麻痺側の時と違い、「踵下がり」「指先下がり」という言葉で回答した。ここから、板の傾斜ではなく、それを触っている足の形をそ

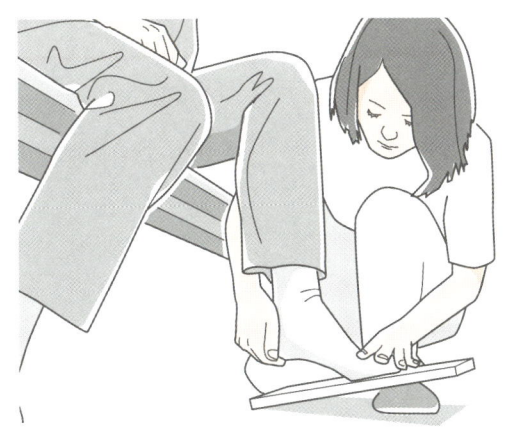

図30◆**板は後ろ下がり（上り坂）、足はつま先下がり**
足の形はつま先下がりの踵上がりとなり下り坂を下りる時のような形であるが、板の傾斜は上り坂となっている。これも注意を足の向こう側に向けることを要求している。

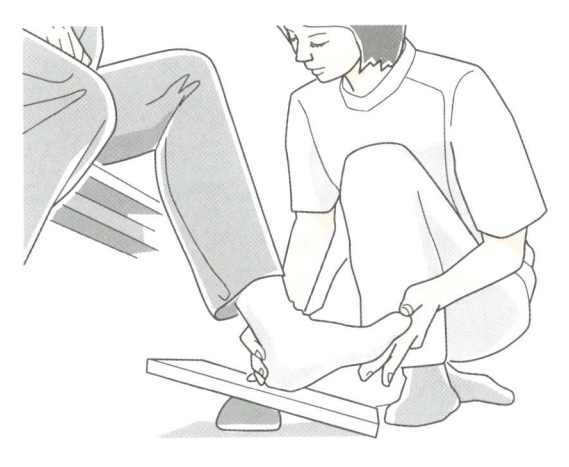

図31◆**板は前下がり（下り坂）、足は踵下がり**
足の形をそのまま解釈すると上り坂になってしまう。これも足の向こう側への注意を要求している。

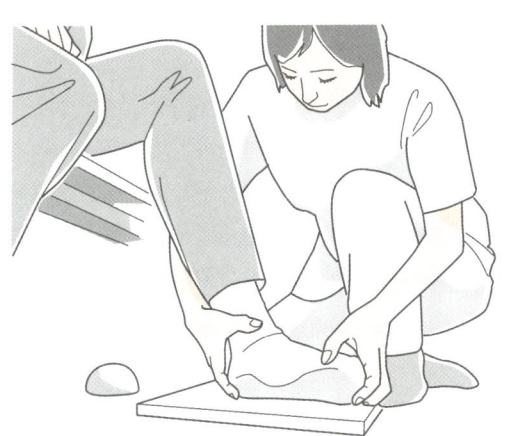

図32◆**板は水平、足は外側下がり**
内反位であっても、床が水平であることが感じられる必要がある。これも足の向こう側への注意を要求している。

のまま回答としていることが推察される。そして、例えば足の形は踵下がりすなわち足関節背屈位となって踵で接触しているが板は水平であるということは認知できなかった、ということであり、症例にとっては"足の向こう側の板"は存在しなかったと考えられる。そこで、この点を体感してもらう。

…‥…

　　OT♠板の傾斜ですよ。まっすぐ平らか、上り坂、下り坂、または外側下がりの坂か内側下がりの坂、この5つから選んでくださいね。（と、最初に5つの状態を視覚的に確認してもらう）
　　Pt♣はい。
　　OT♠ではこれはどうですか？　板は傾斜していますか？　平らですか？
　　Pt♣えっと傾斜しています。
　　OT♠では、どのような傾斜ですか？
　　Pt♣指先下がりです。

　やはり指先下がりという身体の形で表現していることから、症例が板ではなく身体の形に注意を向けて知覚して、それを板の傾斜としている可能性があることが推察できる。そこで、上肢の課題同様に、知覚の二面性を実感してもらうために、身体そのものの状態と、その向こう側の状態を別々に問うことにする。

　　OT♠では、板を触っているのは、足のどの部分ですか？
　　Pt♣指の部分です。
　　OT♠ということは、足の形そのものはどうなっているんでしょうか？
　　Pt♣あ、指先下がりですね、そうか。
　　OT♠そうですね、つま先下がりですね。ではその先の板は？　板も前が下がっている下り坂ですか？

　症例は"指先"と表現しているが、作業療法士は"つま先"としている。症例が足部を細かく考え過ぎており"指が""踵が"と常に意識をして、結果的に筋出力を高めてしまっている可能性を考え、意識的に"指先"という言葉を使わず一般的な"つま先"としている。

　　Pt♣そうか、違います。上り坂です。まっすぐかも。
　　OT♠では両方やってみますね。

これが上り坂をつま先で触っている感じです。足の形はつま先下がりの踵
　　上がりですが、板は上り坂です。
Pt ♣ はい、分かります。そう感じます。
OT ♠ これが、水平面をつま先で触っている感じです。そのように感じますか？
Pt ♣ はい、そう感じます。
OT ♠ では、これが先ほどの課題です。どうですか？　足の形はつま先が下がっ
　　て踵が上がった形ですか？
Pt ♣ はい。
OT ♠ では板はどうですか？
Pt ♣ 板は、上り坂ですね。
OT ♠ ご覧になってください。正解ですね。

　繰り返すうちに、足の形を確認するプロセスは必要なくなり、直接足の向こう側が感じられるようになった。
　ここでのポイントも、言語と体性感覚で、知覚の二面性を共に確認することであった。

〜＊〜

　上肢の課題も下肢の課題も、徐々に両面の感じが感じ取れるようになると共に、過剰な運動単位の動員による押し付けなどは適度に調整されて、緩やかに柔らかく接触することができるようになった。もちろん課題も、考えることなく瞬時に正解できるようになり、それは日々の生活を激変させたと聞いた。一歩一歩強く踏みしめるようにしながら歩いていた歩行も、脚そのものではなく地面を感じるようになったことで、強い踏みしめがなくなり、結果的に軽く振り出せるようになって、重心移動が上手になり、ストライドも増し歩容も変化して速度も上がった。「毎朝、近くの公園まで行っているんですが、アスファルトや土の感触が、すごくよく分かるようになりました。そしたら自然に脚が軽く振り出せるようになって、すごく楽になりましたし、早く歩けるようになりました」と話してくれた。そして特定の靴以外の靴でも自由に歩けるようになり、指先の痛みも消失した。さらに、ペダルを感じることができ、車輪の下の地面の形状が感じられるようになったために自転車も乗れるようになった。左手で物を持ったり固定するなどの非利き手としての機能も回復して、使用できるようになった。「左手も、ずいぶん使えるようになりました。歯磨きとかする時、普通に左手でコップ持ったり、車の運転も両手でできるよ

うになりました」と、両手での身振り手振りを交えて報告してくれた。そして症例が最も苦痛だったシビレも消失し、訓練は終了して復職を果たした。

症例2 筋緊張が強く、随意的な制御が困難な症例
（右被殻部出血；左片麻痺）

1 外部からの情報と観察〜どのように動くのか

50代、右利きの男性。数年前に右被殻部出血を発症し、左片麻痺となる。

主訴は「体を良くしたい」と言うが、具体的にどんな状態を目指すのかは語られない。こちらから「装具を外したいですか？」「左手を少しでも使えるようになりたいですか？」などと問いかけると、うなずく。

麻痺はBRS Ⅲ-Ⅲ-Ⅲで、典型的なウエルニッケマン肢位をとっており、頸部は軽度右方向を向き、上肢帯挙上、肩関節外転90°で内旋しており、肘関節屈曲140°位、前腕最大回外位、手関節最大背屈位、MP関節伸展IP関節屈曲という組み合わせで拘縮している。下肢は、骨盤後傾、股関節外転外旋やや伸展傾向、膝関節軽度屈曲、足関節底屈足部内反、足指屈曲となっており、他施設で作製した短下肢装具は踵部分を補高されているが、それでも歩行時には装具内で踵が浮き、内反も強まっている。このような肢位をとるような特定の筋で、伸張反射が異常に亢進した状態であり、一方で拮抗筋、例えば上腕二頭筋に対する上腕三頭筋でも伸張反射は亢進して強い痙縮が観られるなど、両側からの強い筋緊張の上に、関節拘縮が形成されている。そして長期間同じ肢位をとり続けているために、当該筋群が短縮しており、例えば左肩関節を他動的に屈曲すると同側の股関節が持ち上がってくるなどの現象が観られている。

左右非対称性が強く、例えば座位では左殿部で押し付ける一方で、右上肢帯で引き上げてバランスを取るような身体の使い方となっているが、症例自身には感じられておらず、「右のお尻に体重の大部分がかかっている」と感じている。

本症例は、随意的には全く制御できないような筋緊張の異常性が大きな問題となっているため、以下に異常な筋緊張分布について、大まかにまとめておく。

★伸張反射の異常な亢進

　上肢帯では、僧帽筋や大胸筋で常に亢進して固定化した状態となっている。そのため他動的に肩関節を動かそうとすると、肩甲骨を含む上肢帯全体が一塊と

なって動かされる。特に亢進が強いのは、大胸筋と肩甲下筋で、棘下筋、小円筋といった拮抗筋や菱形筋にも短縮が観られている。一方で棘上筋は緊張が低く伸張された状態で、骨頭は内旋方向に軽度亜脱臼している。また三角筋でも非常に強く、肩関節は外転位となっている。

　肘では、上腕二頭筋で非常に強く亢進しており、肘関節伸展開始時点から強い抵抗で、ROM的には最大約30°しか動かせない。少し速く伸張すると10°も困難であり、ゆっくりと動かした時よりも強い筋収縮が認められて屈曲するだけでなくクローヌス様の動きを呈する。また同じ上腕二頭筋の伸張反射の亢進でも、肩関節を外転や伸展した肢位で行うと内転位で行うよりもはるかに強い筋収縮による動きが認められる（これは上腕二頭筋の伸張反射の亢進に加えて、大胸筋を伸張した際の放散反応も加わるからと考えられ、他の筋でも多く観られている）。同様に前腕を少しでも回内した状態で行うと、回外位のままよりも強い筋収縮が認められる。

　上腕三頭筋や、回外筋、手関節伸筋群、指屈筋群などにも強い伸張反射の亢進が認められる。それぞれ上腕二頭筋の場合と同じように、他の関節の肢位を変えることで伸張反射の亢進の度合いが変わり動きが変わる。下肢でも同様であるが、特に遠位で亢進が強く、膝関節では大腿二頭筋で、そして足関節では底屈筋、内反筋、指屈筋群で非常に強く認めるが、同時に長母指伸筋や長指伸筋などの伸筋群にも強い伸張反射の亢進が観られており、例えば足関節を30°位底屈すると中足趾節関節と近位遠位の趾節間関節が正常可動域を超えて伸展してしまう。

　上肢については、背もたれなしの座位よりも背もたれにもたれた座位の方が伸張反射の亢進の度合いは小さく、背臥位ではさらに小さくなる。一方下肢では、背臥位で足関節が大きく底屈位となることで長母指伸筋や長指伸筋の伸張反射が著明に亢進することや、骨盤が後傾できなくなることで腰背部の形が変わってしまうために違和感や痛みを感じ、全体としては"楽な姿勢"にはならなかった。

　伸張反射が亢進して最も伸張できない状態になっているのは、上肢では上腕二頭筋と回外筋である。

★異常な放散反応

　肘関節を他動的に伸展すると上腕二頭筋の伸張反射の亢進による屈曲方向への動きを認めるだけでなく、同時に大胸筋にも伸張反射の亢進が観られて肩関節の内転方向への動きが認められる。同時に、大胸筋を伸張した際に上腕二頭筋の放散反応が観られるなど、双方向に放散反応が認められる。

　同様に手関節伸筋群にも伸張反射の亢進が観られ、肘関節伸展と同時に手関節

がより一層の背屈を強める。また、肩関節を動かすと、どの方向でも僧帽筋や板状筋の筋収縮が生じて頸部が左屈する。右股関節を内外転・内外旋すると左股関節が伸展する。以下様々な放散反応が出現する。

　背臥位で行うと座位で行うよりも度合いは小さい。

★ 異常な運動スキーマ

　　上肢では、肩関節を動かそうとしても肘関節を動かそうとしても手関節や指を動かそうとしても、すべて同じ屈曲パターンを呈する（肩甲骨内転、肩関節の挙上と内旋外転の拡大、肘関節屈曲、手関節伸展、指節間関節屈曲の拡大）。下肢では伸展パターンで、骨盤の挙上後傾、股関節伸展位での外転・外旋、膝関節伸展、足関節軽度底屈、足部内反、指屈曲を強める動きが出現する。症例にとって筋収縮の随意的な調整はこのようなパターンを強めるかわずかに緩めるか、のみである。

★ 運動単位の動員異常

　　非麻痺側の右半身では運動単位が過剰に動員され、全体に強い筋収縮で動いている。座位では左殿部の押し込みのほか、右上部体幹での引き上げ、足底での押し込みが強く観られる。体幹筋も左では筋出力が高くなった状態で調整困難なため、左肩関節を他動的に屈曲すると骨盤が挙上して殿部や大腿部が浮き上がってくるなどの反応が認められる。

　感覚障害も強く観られ、表在覚深部覚共に、麻痺側ではほとんど感じ取れない。手の位置や足の位置などもはっきりとは感じられず、常に視覚で確認している。しかし、意識的に注意を向けると、はっきり明瞭ではないが少し感じられることもあり、そのような場合には伸張反射や放散反応が少し制御できて、軽くなる。例えば、"わき腹が伸びる感じ"に注意を向けることで、肩関節他動屈曲時に体幹筋の伸張が観られて殿部が持ち上がらなくなったり、"肘を伸ばす感じ"に注目してもらうことで上腕二頭筋などの強い亢進がわずかに緩和されて可動域が拡大する。

　左右の殿部にかかっている身体の重みがどんな比重になっているのか訊いていき、具体的に殿部の下に作業療法士の手を入れて「どちらの方がスッと入りますか？」などと訊いていきながら、注意を向けてもらうと座位姿勢が正中位に近づき、頸部も正面を向く。

　下肢でも同様で、例えば足関節は軽度底屈位となっているが、足関節を動かせる範囲で他動的に動かし、「上下左右（背屈/底屈/外転/内転）のどちらに動きましたか？」というような問いかけをして注意を向けてもらうと、回答そのものは分から

なくても、徐々に股関節、膝関節、足関節、足根中足関節や中足趾節関節などが緩み、踵が床に接地するようになる。しかしその接触感は感じられない。

非麻痺側で観られる上肢下肢全体の運動単位の過剰な動員による強い筋収縮感も、感じられておらず「右には（特別には）力は入ってないと思うけど」とのことである。

動作では、定型的かつ特異的な運動スキーマが観られる。例えば立ち上がり時は、まず右足を左足よりも手前に引き、次いで右殿部に大きく重心を移し、右足で床を強く押し込み、同時に僧帽筋などの上部体幹筋で引き上げながら立ち上がる。その際に上肢は屈曲パターンを強め、下肢は伸展パターンが強まって股関節が伸展するために上体と共に重心が後方に移動してしまい、左足もより前方に滑っていくという放散反応を伴う異常な運動スキーマで遂行している。

全体に身体に関する問いかけへの回答は、長い時間を要し、かつ「よく分からない」との言葉が多く聞かれる。一方で、身体と無関係の事柄については饒舌で反応も速く頻繁にジョークを言う。ただし、「左手は気にしてないと、何かにぶつかることがあるんだよね」と右手で左手を引っ張って身体の中央付近に持ってこようとするなどの言動は観られる。

左半身の随意的な動きは、放散反応を伴った特定の運動スキーマでの動きのみで、わずかにその度合いを調整するだけである。ADLは右上下肢や口などを利用して自立できている。歩行は、短下肢装具を装着してのぶん回し歩行であるが、バスなど公共交通機関も利用でき、介護保険は要支援2である。

2 その内部にあるものの観察〜なぜそのように動くのか

★どのように感じているのか

左半身そのものを感じにくい状態になっている。左半身の存在感ははっきりとせず、いわゆる表在、深部感覚共に感じにくい。右半身も存在感は感じ取れるものの、関節の動きや重量覚などの精緻な知覚は困難である。身体全体が、"四肢体幹の五体"に感じられておらず、身体の対称性を感じることができないために、身体の水平性や垂直性を感じることも難しい。さらに、地面や座面の水平性や垂直性など身体と環境の関係性も分かりにくい。伸張反射の亢進による筋収縮感や抵抗感は感じられず、伸張角度が大きくなると伸張感を痛みとして感じ、伸びた感覚はないが痛みは感じる。

しかし一方で、注意を向けることができれば、身体そのものの存在感や、何か

に触った感じなども少し感じることができる。また伸張感を「痛くないけど突っ張ってる」などと痛み以外の体性感覚情報として知覚できるように変わってくる。一方、感覚情報を利用して身体の向こう側の情報（触っているものの性状、質感など）を知覚することは困難であり、しばしば過剰に筋出力を上げて、抵抗感で認識しようとする場面が観られる。

★ どのように注意を使うのか

　身体に関しては、視覚情報に頼っており、体性感覚情報に向けることが苦手である。したがって、身体の中でも目に見えやすい手指や肘に注意を向けやすく、肩や背中、殿部、下肢、足底などには向けにくい。

　しかし、意識的に注意を向けようとすれば体性感覚情報にも注意を向けることができ、肩関節や、背部や足底のように直接見えない部位にも向けることができる。注意の集中は可能だが、持続時間は短い。また複数の部位や感覚モダリティに注意を分散することは困難である。

★ どのように言葉を使うのか

　語彙は多く、ダジャレなどをよく思いつく。しかし身体に関する言葉は少なく、筋の伸張感をすべて"痛み"と表現し、"伸ばされた感じ、突っ張った感じ、詰まった感じ"などの他の表現は聞かれにくい。物を触った感触などに関するオノマトペ（ザラザラ、ツルツル、スベスベ、ベトベトなどの擬態語や擬音語）や直喩（○○のような）もあまり聞かれない。

　注意を向けようとしてもできない時には「よく分からない」とはっきり伝えることができる。

★ どのようにイメージを創るのか

　身体の視覚イメージは、"肩関節外転、肘関節屈曲"を「左肘は外に出っ張っている」など局部的には可能だが、例えば歩いている姿勢などの全身的なイメージは難しい。また、肩関節や背中、股関節、膝関節、足関節や趾関節間関節などの見えにくい部位や、通常とっている肢位と異なる肢位については困難である（例えば、「肘が伸びている状態は、うまく想像できない」と言う）。

　運動イメージはさらに困難で、身体の存在感そのものがつかみにくいし、随意的に麻痺側上下肢を動かすことは視覚イメージ、運動イメージ共に難しい。また、触っているものなど身体の向こう側の物のイメージ（例えば"何か性状ははっきりしないけど、何だかやわらかい感じ"など）も創ることができない。

★ どのように見えているのか

　常にやや右方向を向き、正中線が右に偏倚しているために左半側空間の視覚情報が不足している。左半身の中では唯一手指は動作中もよく見える位置に置こうとしているが、肘などは見えておらず、「何かに引っかかっても初めは、誰かに肩を引っ張られていると思って肩を見て、それから肘を見て引っかかっていることに気がつく」と言う。体幹や下肢は垂直位でなくても垂直に見えるなど、視覚情報が変質して知覚されている。

★ どのように思考を組み立てるのか

　課題を解くために、どの知覚情報に注意を向けて、どのように比較するのか、といった道筋を立てることは適切にできており、混乱もみられない。分からないことについても、どう分からないのかを考えることができる。

★ どのように学習するのか

　学習したことは、その後も定着しており、例えば、それまで「肘が出っ張っている」としか認識できていなかったものが、課題の中で「肩から広がっている」と感じることができた後は、「バス停でいつも引っかかっていた棒に引っかかってもすぐに外せたよ」というように、生活の場面で応用できている。また「こんなことができるようになった」などと以前との比較ができたり、「座ってて足先を触ろうとしたら、すごく背中が痛かったんだけど、これって変なところに力を入れてたってことだよね？」などと、自分の動きを分析して考えるなどのことが、生活レベルでもできている。

3　病態の理解〜何が問題なのか

　右脳は左半身を含む全身のイメージを創る上で重要であり、かつ角回には身体像が投射されて日々アップデートしている。症例は、右被殻部損傷により角回を含む下頭頂小葉での異種感覚統合が障害され、上縦束を経て下前頭回へと至る経路が障害されたと考えられ、根底にある左半身の無視によって身体像が変質し、その変質した身体像が上書きされたことで左半身を感じ取れなくなっている。そのため、左半身で生じている異常な筋緊張分布を違和感として感じることもなく、運動の制御も困難になっている。観察される運動麻痺は制御できなくなった伸張反射が異常に亢進する形で出現しているが、それらの異常な状態については、視覚的に手など一部のみ認識されており、体性感覚的には全く感じられていない。それを感じようとすると、非常に強い注意を向けなければならない。日常的には、そのような努力性

に立ち上げるシステムではなく、特別の注意を必要としない右半身の情報を中心に動くやり方を開発し、合理的に処理されていると考える。

そのシステムでは、右半身を中心にした運動の組織化が中心となり、左半身は身体像から欠落し、意識を向けても体性感覚情報に選択的注意を向けることは強い努力が必要となる。左半身は伸張反射や放散反応による筋緊張分布で固定化され、結果的に筋の短縮が生じるなど構造としても変化した。そのような病的状態で整合性をつけることが、脳で学習され、例えば外観的に著明な膨隆となっている筋群の違和感や痛みも感じられなくなっている。

❹ 治療を組み立てる

以上より治療方略としては、体性感覚情報を予測して実際の感覚と比較するという健常の随意運動システムを利用して新しいシステムの立ち上げを目指す運動学習を行う。アプローチは、直接に左半身の身体の側に起きる変化（運動覚、関節覚など）を感じ取る方法から入り、注意を身体の向こう側に向けて、その動作を行うために筋緊張を調整する（伸張反射や放散反応の制御）というやり方にシフトしていくことにする。ここでいう調整とは、意識的に行うのではなく、オートマチックになされる調整である。

右脳損傷では、自身の身体に注意を向けること自体が、非常に難しく努力を要する。かつ本症例のように、自身の身体に注意を向けることがほとんどできない場合、最も手短かに感じ取れて差異を創ることのできる感覚情報は、筋出力を高めて感じ取る抵抗感であるため、それを利用することが定着しないように、できるだけ早期に前述のやり方にシフトしていくことにする。

まず、自分自身の身体そのものを感じられることを目指す（課題1）。そして、そのような身体の感覚を利用してそこにあるものが分かることを目指していく（課題2, 3）。身体部位は本人が最も気にしている肘関節をターゲットに、上肢から開始して、徐々に右半身とのすり合わせを通して身体の対称性を創っていく。なお、症例は痙縮筋が多く、座位は訓練を行うにあたって最適な姿勢ではなかったが、背臥位では上述したような問題があり、症例自身も楽に感じないことから座位で行うこととした。

課題1

目的 ● 身体に生じた何らかの変化を感じ取ることで、身体の存在感を実感する
課題の種類 ● 空間課題、接触課題、空間と接触を組み合わせた課題

その1：上下肢編

身体部位 ● 上肢、下肢

使用する感覚モダリティ ● 触覚、運動覚

内容 ● 作業療法士に他動的に動かされた各関節が、動いているかどうかを判別する。
作業療法士が触った身体の感じ（接触の有無、部位、方向、距離など）を感じ取る。（図33）

準備 ● 非麻痺側である右肘関節を動かしてみる。「動いているのは感じますか？」と問うとうなずく。次に「動き始めたら、ハイと声かけしてください」と言うと、動いた瞬間に声かけできた。同様に「動いている肘が止まったら、声かけしてね」と言うと、これも瞬時に答えられる。

……

OT♠ では、さっきと同じように、今度は左の肘を動かしますから、動いている感じがするかどうかを教えてください。

Pt♣ ………（考え込んでいる）

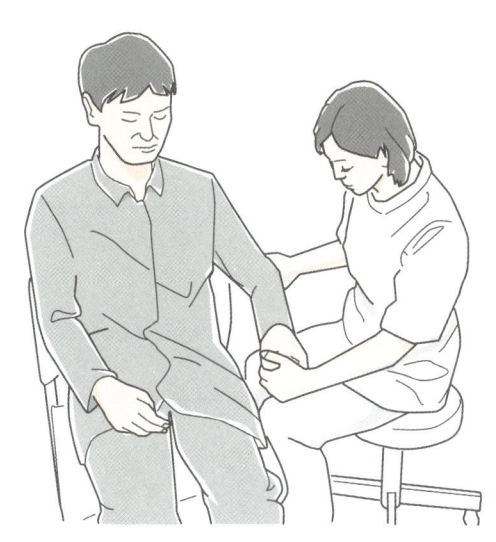

図33 ◆ 動いている感じ、触られている感じを感じ取る
関節が動かされているのか止まっているのか、あるいは触られているのかいないのかを区別する課題。区別できるための違いが何かないかを探ることを要求し、運動覚を介してそのような意味づけをする学習。

運動覚や関節覚は知覚できていない様子なので、視覚で確認してもらうことにする。

　　OT♠じゃあ、ちょっと見てみてください。いきますね。どうですか？
　　Pt♣はい、動いてます。
　　OT♠動いていることは分かるんですね。で、その動いてる感じですが、動いてる感じはしますか？
　　Pt♣……………
　　OT♠あんまりはっきりしないですかね？
　　Pt♣はい。
　　OT♠もう1回やりますが、何かしら感じが変わるかどうか、に注目してみてくださいね。では目を閉じてください。
　　Pt♣はい。
　　OT♠(少し、角度を大きめにして動かす) どうでしょう？
　　Pt♣あ、少し分かりました。
　　OT♠じゃ、動き始めたかなと思ったら"はい"とお声かけください。
　　Pt♣………………あ、はい。

　強い抵抗なく動かせる範囲の最終域のタイミングで声かけしている。そこから、最終域での筋の伸張感をよりどころに感じたことが推測される。そこで、徐々に可動域を小さくして継続する。少しずつ小さな動きでも感じられるようになったところで、再度目で見て確認してもらう。

　　OT♠どうですか？動いてる感じします？
　　Pt♣します。うん、します。

　この時点で、上腕二頭筋の伸張反射の亢進状態はかなり低下しており、結果的に肘関節の伸展可動域が拡大している。

　　OT♠こんなに伸びてますよ。どうですか？
　　Pt♣(無言でうなずいている)
　　OT♠どんな感じがしますか？
　　Pt♣特に伸ばした感じはしないけど。

　症例が右手で左の肘関節を伸展する時は、無理やり伸展させていることが多く、

言い換えれば、上腕二頭筋の伸張反射によって強い"屈曲する力"を出力したままで無理やり伸展しているということであり、この時のような、上腕二頭筋の筋出力が低下し、肘が緩んだ状態での伸展は、それまで体験したことがないものであったと考えられる。

> OT♠ そうですよね。肘を伸ばすって、別にすごい力を入れたり、ギューッとする感じがしたりはしないですよね？ 元々肘は伸びるような構造なんですから。
> Pt♣ そうか………

同時に、身体へのより高い注意を促すために、接触感などについても確認することにする。

> OT♠ ところで、今私がこことここを持って動かさせてもらってるんですけど、持たれている感じっていうのはしますか？
> Pt♣ え、いやあんまし。

不意に訊かれて戸惑っている様子だが、もう少し訊いてみることにする。

> OT♠ じゃ、少しなでてみますよ。（上腕部を上下になでる）
> Pt♣ うーん、あ、少し分かるよ。触られてるの………

何回か繰り返していくと、徐々に上腕部の感じがはっきりと感じられるようになってくる。そこで再度動かしてみる。

> OT♠ また動かしてみますが、どうでしょうか？
> Pt♣ あ、今はよく分かるよ。正直言ってさっきまで、あんましはっきりしなかったんだけど、今はする。

同様に、肩関節や、下肢の足関節や膝関節でも行っていく。

その2：体幹編

使用する身体部位 ● 体幹
使用する感覚モダリティ ● 触覚、圧覚、（視覚イメージ）
内容 ● 体幹、特に背面を作業療法士が触り、どの部位がどのように触られたのか、を知覚し、それを視覚イメージに変換する。（図34・図35）

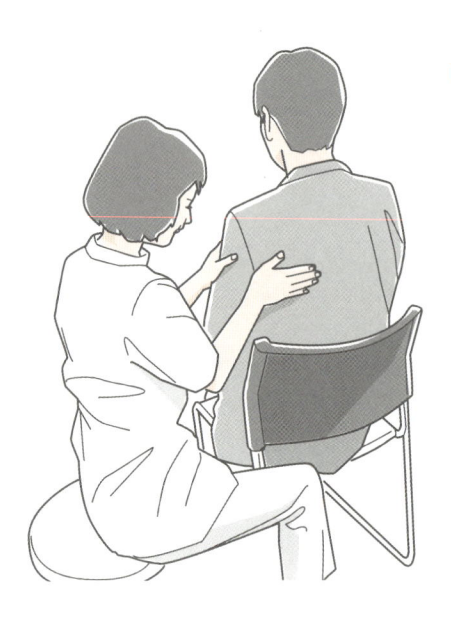

図34◆背部での動きを感じ取る
背部というイメージしにくい部位であっても、触られているのか、そしてどのように触られているのかを感じられることを要求し、背部のイメージを創ることを学習する。

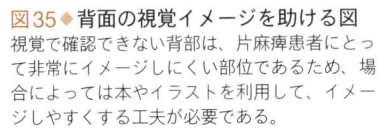

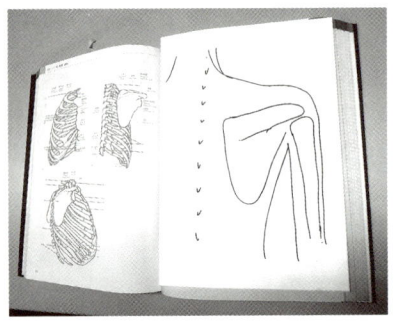

図35◆背面の視覚イメージを助ける図
視覚で確認できない背部は、片麻痺患者にとって非常にイメージしにくい部位であるため、場合によっては本やイラストを利用して、イメージしやすくする工夫が必要である。

準備● 体幹は、基本的に両側性支配であり、完全な感覚麻痺が強く生じることは少ないが、症例は最初、この体幹でさえも、その存在感を感じることが難しかった。そこで、背中の右半側を触り、どのように触られたのか、感じてもらった。課題の種類としては、接触課題から開始して、空間と接触の組み合わせの課題に進めていくことになる。

OT♠ では、背中を触らせていただきますね。これは分かりますか？
（右肩甲骨周辺を上下になでる）

Pt♣ はい。

OT♠ どのあたりを触られているか分かりますか？（背中の図を見せる）

Pt♣ この辺です。

OT♠ そうですね、この肩甲骨っていう骨のあたりです。分かりますね？

Pt♣ はい。

OT♠ではどんなふうに触られているかは分かりますか？　縦になでて
　　　　いるとか横とか、あるいは丸くなでてるとか。
　　　Pt♣縦です。
　　　OT♠そうです。その通りです。
　　思考時間もほとんどなく明快に即答していることから、右半側については
　　はっきりとイメージできていることが分かる。そこで、左半側に進める。
　　　　　　　　　　　　　　　…・…

　体幹は正中位を創るという機能特質があり、左右の位置の比較などを通して、脊椎＝正中線と感じられるようにしていく必要があるが、症例は左半側に対して注意を向けることが苦手であることや注意の分散機能に問題があることから、両側からの感覚を同時に知覚することは困難であると考え、まずは半側のみで行うことにする。

　　　OT♠では、左側の同じあたりも触ってみますが、どうでしょうか？
　　　Pt♣………………
　　　OT♠はっきりしませんか？
　　　Pt♣はい。

　軽いタッチで触った触覚情報では、知覚することができていない。そこで触覚以外の情報なら感じることができるのか探っていくことにする。まずは圧覚情報を探ってみる。

　　　OT♠では、少し強くやってみていいですか？
　　　Pt♣はい。
　　　OT♠いかがです？
　　　Pt♣今は感じます。
　　　OT♠縦かどうかも？
　　　Pt♣いえ、何となく触られていることだけで。

　圧覚情報は、少し感じられることが分かったので、まずはそれを手がかりに、左の背中に注意を向けることを経験してもらうことにする。ここでの目的は、身体に注意を向けて、視覚的に確認できない背中のイメージを想起することにあるので、回答の正否については問題にしないように工夫する。そこで、縦に触られた感じなのか横の感じなのかについて、どちらなのかを問わずに、何か違いがあるのかない

のかの観点で判別してもらうことにする。

　OT♠なるほど。じゃ、縦と横をやってみますから、何か違わないか感じてみてもらえます？
　Pt♣はい。
　OT♠どう？　これが縦、そしてこれが横です。
　Pt♣うん、少し違います。
　OT♠では、2回触るので、同じ感じか違うか、を教えて。いいですか？　縦か横かは、今はどうでもいいんですよ。2回とも同じ感じなのか、どちらがどちらかは分からなくても、少し違う感じがするのか、が大事なんです。いいでしょうか？
　Pt♣はい。
　OT♠これが1回目、そしてこれが2回目です。どうだった？
　Pt♣違います。
　OT♠どう触られたのかは、どうでもいいんです。違う感じがしたんですね。では次、いきますよ。
　Pt♣はい。

　このようにして継続する。正解を求めないことを繰り返し伝えながらも、正解になった時はどう触ったのかを意識的に伝え、症例の"答えを知りたい"という気持ちに寄り添う工夫をする。そのように継続しながら少しずつ圧を軽減して、軽く触っていくように進めていくことで、徐々に触覚情報を感じることができるようになっていった。そして症例の方から、「あ、縦だね」などと、どう触られたのか、を伝えることができるようになっていった。

　同様に、肩甲骨周辺から腰背部に移り骨盤の感じ取りなども行っていった。

課題2

目的●身体に感じた変化を通して身体の向こう側を感じ取る
　　　　異常に亢進した伸張反射や放散反応を、意識しない状態で制御する
課題の種類●接触課題

その1：上肢編

使用する身体部位●手掌、手指の全関節、肘関節

使用する感覚モダリティ ● 触覚、圧覚、運動覚、（視覚イメージ）

内容 ● 肘関節が最大限伸展し、かつ大胸筋や手指屈筋群の放散反応が最も制御されやすい肢位で、作業療法士が他動的に操作して、手指や手掌で触れた素材プレート（フリースやレースなどを貼り付けたもの）2種類を識別する。実施していくと徐々に肘関節の伸展の角度や肩関節の外転角度、手関節の伸展角度などが拡大するため、そのつど"最大限の位置"を設定し直して行う。症例は、特に強い亢進がみられている上腕二頭筋や大胸筋の伸張反射を制御しなければ、その素材に触れることができないことになり、それが、この課題を介して経験することの一つとなる。（図36）

準備 ● フリースとレースを貼ったプレートを触らせて、区別がつくかどうかを問う。症例は右手で触った後、左手でも触ってみて、「右手で触ったみたいには分かんないけど、区別はつくよ」と答えた。実際に閉眼で、触ってもらうと2種類の区別は可能であった。

まずは、開始肢位を決める。最も筋が緩んで抵抗感が比較的弱い状態でプレートに触ることのできる肢位を探すと、肩関節軽度外転外旋屈曲位、肘関節屈曲45°程度、前腕回外位、手関節0°の状態であったため、その肢位をとりあえず開始肢位とする。ちょうど触れるように台を調整してプレートを設置する。

……

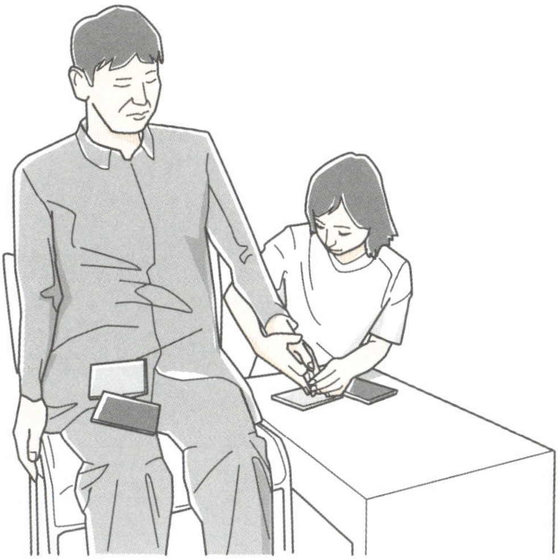

図36 ◆ 素材の識別を通しての経験
素材の質感を探ろうとするために、素材を触ろうとする動きを通して上腕二頭筋や手指の屈筋群の痙縮の制御を学習する課題。

伸張反射が強まって肘関節や指関節が屈曲しないようにできるだけ気をつけながら、作業療法士が上肢全体を保持した状態で全面的に介助し、他動的にゆっくりと肩関節を動かして、それを触らせていく。

　OT♠では、これはどちらだと思いますか？
　Pt♣分からない。
　OT♠印象としてはどちらに近い？
　Pt♣フリース。
　OT♠何かそう感じる感じがありますか？
　Pt♣それは分からないけど、そうかなと思う。
　OT♠そうですか。実はフリースです。では、次いきますね。これは？
　Pt♣これもフリースかな。
　OT♠これはレースの方です。フリースのような感じがしたんですね？
　Pt♣何となくね。
　OT♠何となくでいいんですよ。ではこれは？
　Pt♣これはレース。
　OT♠早かったですね？　何かはっきりしてた？
　Pt♣そんな感じがした。
　OT♠正解、レースの方です。

　このように進めながら、少しずつ肘関節の伸展角度や手関節の背屈角度や回内方向への角度を拡大する位置に、プレートを移動させて継続する。徐々に、拡大した位置でも強い抵抗感なく行えるようになる。つまりその分、屈筋群の伸張反射が制御されたことになる。症例は、触っている素材の判別に注意を集中しているため、位置が変わっていることや手の形が変わっていることには気がついていない。しかし、通常であればとることのできない肢位や緩むことのない筋が緩んでいるという状態を経験することが重要であり、かつ本課題の目的であるから、あえてその点には触れずに継続する。そして課題終了時に、説明して視覚的にも確認してもらったところ、「こんなに伸びた」「手がこっち向いてます」と驚いていた。

その2：体幹編

　使用する身体部位 ● 腰背部など体幹背側面
　使用する感覚モダリティ ● 触覚、圧覚

内容 ● 背面全体がマットに接触している感じを感じ取る（課題1を通して、少し全身のイメージがつかめるようになったことで、最初に比べると下肢の伸張反射や放散反応も軽減しており、かつ症例自身も背臥位を"楽"と感じられるようになったので、背臥位で行うことにする）。

左右の肩甲骨とマットの間に極端に硬さの異なるスポンジを置き、肩甲骨で硬さの判別をする。同様に肩関節背部や腰部でも実施する。左右の比較、肩甲骨部と腰部との比較など位置と硬さの比較を行う。（図37）

例えば大胸筋の伸張反射を制御して緩めなければ肩甲骨がマット面に接することも、スポンジを判別するために押すこともできないため、その制御を要求される。

うまく進んでいったら、左右の比較などを通して正中線や対称性のイメージを創っていくことに進めていく。

準備 ● 背中がマットに着いていることを確認し、着いていない場合は着くように調整してもらう。

> OT♠ どうですか？背中は左右ともに同じようにマットにくっついてますか？
>
> Pt♣ うーん、よく分からないです。

マットに接した感じが感じられていない。まずそのことを感じてもらうた

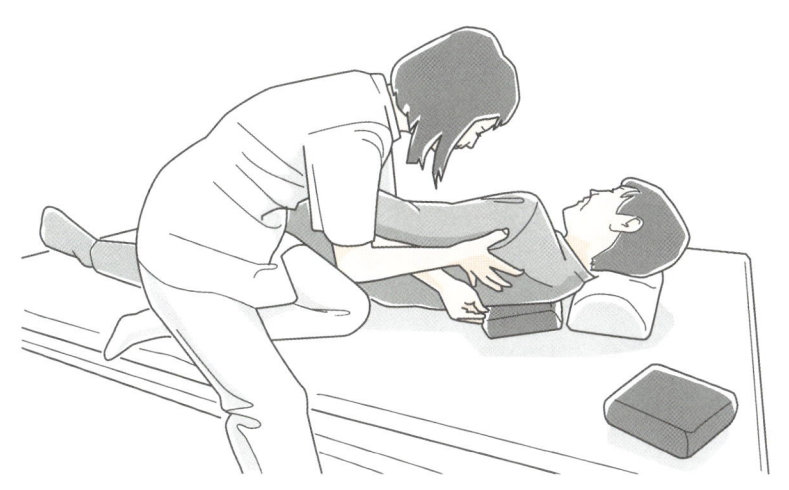

図37 ◆ 背部での感じ取りを通しての経験
スポンジを背部で感じることを通して、背中のイメージを創り、背中とマットが接触するために必要な運動を創りだす学習をする。

めに、作業療法士が肩甲骨とマットの間に手を入れて、その入り具合について感じてもらうことにする。肩甲骨から開始するのは、肩甲骨は硬く、圧覚や抵抗感を感じやすいことと、上肢とりわけ肩関節の動きを目指す時に、肩甲骨を中心とした上肢帯の固定性が必要となるからである。

  OT♠では、肩甲骨のあたりに私の手を入れてみます。どうですか？右はこんな感じ、左はこんな感じです。どっちの方が、スーッと入っていきますか？
  Pt♣左。
  OT♠ということは？ 左の方が？
  Pt♣浮いてる。

症例は、作業療法士の手の動きを比較することができ、その違いを基に自身の身体の状態を考えることができている。

  OT♠そうです。じゃ、左右同じように着けられそうですか？
  Pt♣こんな感じかな？

何とか少し修正することができた。まだ左右非対称ではあるが、左半身をマットに接するようにしようとする動きであるretractionができている。そして何とかマットに着いてきたために、課題を開始する。

       ……

OT♠そうそう、そんな感じですね。じゃ、スポンジを入れますよ。どう？
Pt♣感じないです。
OT♠そうですか？ じゃ、こっちの硬い方は？ 何かが入ったことは分かりますか？
Pt♣分かります。でも硬さはよく判らない。
OT♠入ったか入ってないかは分かりそうですか？
Pt♣はい。

 前の課題同様、まず入った時と入らない時の違いを感じてもらうことを通して、肩甲骨をretractionするための菱形筋などの肩甲骨周囲筋や、大胸筋や小胸筋の痙縮の制御を要求する。

 何回か繰り返していくうちに、少しずつ違いが感じられるようになり、ともかく2種類の硬さのスポンジが識別できるようになった。つまり、随意的に筋出力を調整して、肩甲骨を少し動かせるようになったということであり、結果的に随意的に

動かせる範囲が拡大したことになる。

　次に、左右の同じ位置に硬さの異なるスポンジを置いて比較したり、同じ硬さのスポンジを位置をずらして配置するなどして硬さと位置関係を判別するなど、体幹の左右の関係性、言い換えれば脊椎を正中線とした左右の対称性についても進めてみたが、右半身に注意が向き、左半身に分散できないために、現時点としては中止とした。

　同様に、下肢の動きとりわけ股関節の動きのコントロールのためには、骨盤、殿部の固定性が必要となるため、殿部や腰部でも行っていく。症例は、ぶん回し歩行を行っているために、腰背部の筋緊張が高い状態で緩められなくなっている。そのため、腰部で動き、すなわち体幹の捻りなどが行えず、また腹筋の活動が利用できなくなっている。腰背部でのスポンジを感じ取るためには、骨盤を前傾、後傾して腰背部を緩めなければできない。そこを狙っていくのである。

その3：下肢編

使用する身体部位 ● 股関節、膝関節、足関節、足部の全関節、足底
使用する感覚モダリティ ● 関節覚、運動覚、触圧覚、（視覚イメージ）
内容 ● 背臥位で、作業療法士が他動的に下肢を動かして、硬さの異なるスポンジを足底で踏むように介助して、硬さを識別する。足底で踏んだスポンジの硬さに注意を向けているが、スポンジをきちんと踏むためには、股関節伸筋群や下腿三頭筋、前脛骨筋や長母指伸筋や長指伸筋群の伸張反射の制御が必要であり、症例は直接に意識できないがその調整が要求される。スポンジを遠位に設置することで、足関節がより底屈するが、その際に足指伸筋群の伸張反射が強まらないように制御しなければならない。また近位にスポンジを置けば、膝関節が屈曲して足関節が背屈方向に動かされるために、下腿三頭筋の伸張反射の制御が要求される。（図38）
準備 ● 右下肢で行って、感触を確かめてもらう。スムーズに感じられて、回答も正解である。この時に、遠位と近位の位置関係について、どのようなイメージを持つか確認しておく。"遠位を上、近位を下"というイメージなのか、その逆なのかである。ここは患者によって異なる。"遠位を上、近位を下"と感じる場合は自分から見えるイメージであり、その逆の場合は背臥位になっている自分の全身をイメージしていると思われるが、ここははっきりと確認しておかないと、その後のやり取りで患者を混乱させてしま

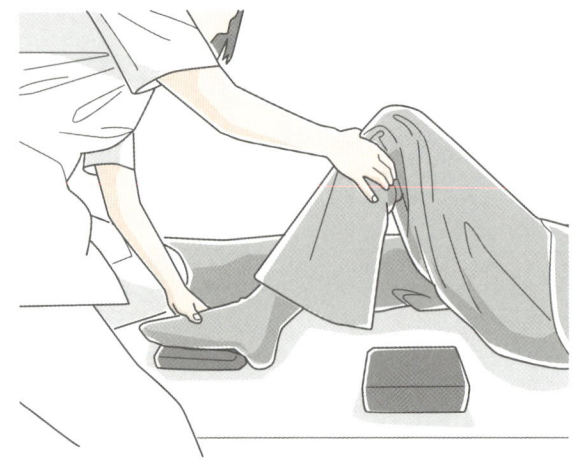

図38◆スポンジの識別を通しての経験
足底でスポンジを踏むためには、足関節が底屈しても足指伸筋群の伸張反射が出現しないように制御しなければならない。

う。本症例は"遠位が上"に感じるとのことであったので、そのように言葉を統一する。

また、足部の位置を様々に変えて置いてみて、その中で比較的伸張反射や放散反応が弱い位置を探ると、股関節屈曲40°位やや外転位わずかに外旋位、膝関節屈曲40°位で足関節底屈10°位の状態であったためその位置で開始する。

……・……

OT♠ どうでしょうか？ さっき右足で踏んだものですが、硬そうですか？ 軟らかそうですか？

症例は黙って考えており、回答がない。しばらく待つがそのままなので、声かけをする。

OT♠ あんまりはっきりしませんかね？
Pt♣ うん。
OT♠ そうですか。何か踏んでる感じっていうのはどうでしょう？
Pt♣ それもあんまししないね。

スポンジを、最も硬いものに替えてみる。

OT♠ そうですか。ではこれはどうでしょう？
Pt♣ 踏んでるってことは分かるよ。

すると、軟らかいスポンジは感じられないが、硬いものは少し感じられていることになる。ということは、やはり接触感ではなく、抵抗感をよりどころに感じた可能性が高くなる。ここでは、抵抗感や圧覚ではなく、触覚で感じ取ることを通して、強い筋出力を緩めていくことを要求しているので、やはり上肢や体幹同様に、正解を求めないやり方で行っていくことにする。

OT♠　こちらの硬いものは、少し感じるんですね？（非麻痺側手で触ってもらう）
Pt♣　ああ。（と、考えている）
OT♠　いいんですよ。無理に硬さを感じようとしないでいいんです。では、この硬いものを踏んでいるか、いないかということにしましょう。
　　どうですか？　踏んでます？　それとも踏んでませんか？
Pt♣　踏んでる。

　まだ少し、強い筋出力となって放散反応が出現しているが、繰り返していくうちに徐々に緩んでくる。それに合わせて、踏むスポンジを少しずつ軟らかいものに替えていく。そうやって、さらなる強い踏み込みをしないで足底下のスポンジを感じ取ることを継続していく。

　この後の展開としては、少しずつ遠位、近位の位置を大きくしながら行っていき、かつ股関節の位置を変えることを加えていく。外転位では股関節内転筋の伸張反射を、内転位では外転筋の伸張反射を制御しなければならない。また内外旋で足部の位置を変えれば、回旋筋の制御を目的にすることもできる。

課題3

目的 ● 表在感覚と深部感覚を統合しながら、身体の向こう側を探る。症例は、注意を身体の向こう側に向けることで、自分の身体の側の変化を意識に上らせない状態で知覚する
課題の種類 ● 空間と接触を組み合わせた課題

その1：上肢編

使用する身体部位 ● 肩関節、手掌、手指
使用する感覚モダリティ ● 関節覚、触覚、圧覚
内容 ● 座位で、左上肢の筋が最も緩んだ状態で保持でき、かつ作業療法士が他動的に動かしても比較的伸張反射や放散反応が出現しない位置に、フリース

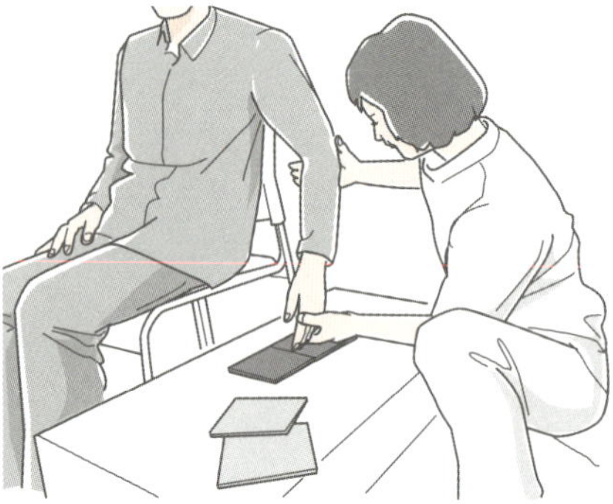

図39◆素材と配置の識別を通しての経験
素材を触るために上腕二頭筋の伸張反射を制御することを求めている。また肩関節の動きで縦、横、斜めの配置を判別し、触覚の情報を統合しなければならない。

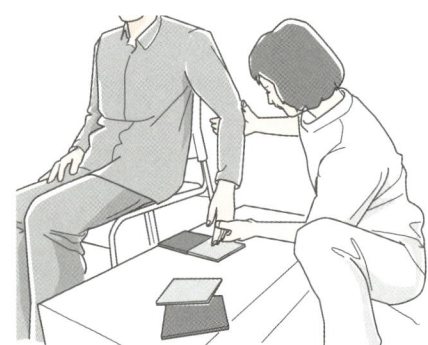

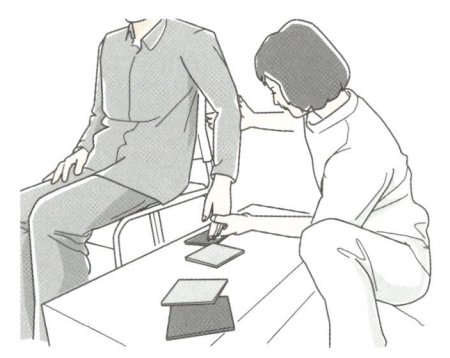

とレースのプレートを2枚配置して、作業療法士が他動的に操作して触らせ、その配置を見ないで回答する。配置とは縦か横か斜めというプレート同士の位置関係をいう。例えば「縦にフリースが2枚並んでいる」「横に並んでいて右がフリース、左がレース」「斜めで右後ろがフリース、左前がレース」などと回答することになる。この配置は肩関節の屈伸内外転を識別することにより行い、そのとき触っている素材を触覚で識別することと統合して回答する。その際に配列が視覚イメージできていることが要求される。(図39)

準備● この時点では、既に筋緊張のコントロールも上手になり、触れているものを感じようとすることで自然に痙縮の度合いを緩めて、きちんと触れるようになっている。またフリースやレースなどの質感が大きく異なる素材の識別が、大分できるようになっている。また、他動的とはいえ動かすことで、多くの筋の長さが変わることになるが、それに反応して伸張反射が出現しないように制御することができている。ただし、関節の角度や動かす

スピードによっては、制御困難となるので、予備的に動かしてみて、強い伸張反射や抵抗が入らない角度での設定とする。もちろん、課題の進行と共に、位置を変えていき、難易度を高くしていく。

…・…

OT♠ では、これはどうでしょうか？
Pt♣ 縦、縦。
OT♠ 縦に置いてあるんですね？ では何でしょう？
Pt♣ 2つともフリース。
OT♠ 同じような感じがするんですね。じゃ、実際にそれを触ってみますね。これがそうです。縦前後に並べてあります。これが前、でこっちが後ろね？ 分かりますか？ 手は前後に動いてますよね？ で、これが前、これが後ろ。
Pt♣ はい。
OT♠ で、2枚ともフリースです。同じ感じがする？
Pt♣ うん。
OT♠ はい、でこれが課題ですが、間違いなさそう？
Pt♣ うん。
OT♠ では見てみてください。大正解です。では次はこれ。
Pt♣ 横で、右がフリース、左がレース。
OT♠ ではそのように置いて触ってみますね。これがそうです。左右に触っていることは感じますか？
Pt♣ うん。
OT♠ で、こっちが右でフリース、これが左でレースね。どうですか？
Pt♣ うん、さっきと同じ。
OT♠ ではもう1回、課題の通りにしてみますね。
Pt♣ そうそう、いいと思う。
OT♠ では見てみてください。
Pt♣ あれ、斜めだったんだ。

今度は間違えている。左前－右後ろという配置を左右と回答している。つまり、肩の内外転は比較的はっきりと知覚できているものの、その際に屈伸が入ったことが知覚されていないことになる。ただし、1回目の課題で屈伸による前後の動きが

知覚できていたことから、屈伸が知覚できないのではなく、2方向の軸の動きが同時に知覚できないと考えることができる。

OT♠ そうなんですよ。ちょっと見ててくださいね。これが左前、こっちが右後ろ、ね、こういうふうに動いていたんです。どう？
Pt♣ うん。なんか分からない。
OT♠ 動きがですか？
Pt♣ そう。
OT♠ ではもう1回やりますよ。斜めですから、課題ではこういうふうに動いていたんです。手の動きね。で、横だとこうね。（手の位置を、横と斜めに変えると肩関節も動く方向が違ってくることを比較してもらう）
Pt♣ ああ。
OT♠ どう？　今は斜めって感じます？
Pt♣ うん、横と違う。
OT♠ でも触った感じは、よく分かっていましたね。
Pt♣ 違いがあったよ。こっち（レース）の方が硬い感じ。
OT♠ ああ、フリースは軟らかい感じなんですね？　では、次の課題をいってみますよ。

その2：下肢編

使用する身体部位 ● 股関節、膝関節、足関節、足部の全関節、足底
使用する感覚モダリティ ● 関節覚、触覚、圧覚
内容 ● 背臥位で行う。硬さの異なるスポンジを2種類用い、縦、横、斜めに配置して、作業療法士が他動的に動かしてそれを踏んでもらい、その配列を回答する。横の動きは股関節の内外転、縦の動きは膝関節の屈伸で行い、それらの動きとその時感じた触圧覚情報とを統合して配列をイメージすることが要求される（初めは股関節の内外旋による左右の動きは入れずに行い、内外転での制御が上手くいくようになったら、内外旋を導入する）。また、下の方に行けば足関節が底屈位となり、その際に強まった足指伸筋群の伸張反射を制御しなければ、しっかりと踏むことができないため、それも要求される。もちろん、上肢同様、動くことによる筋の伸張も加わるので、それらの伸張反射や放散反応の出現も制御することが必要となる。（図40）
準備 ● 下肢も上肢同様、予備的に動かしてみて、強い抵抗や伸張反射の亢進が出

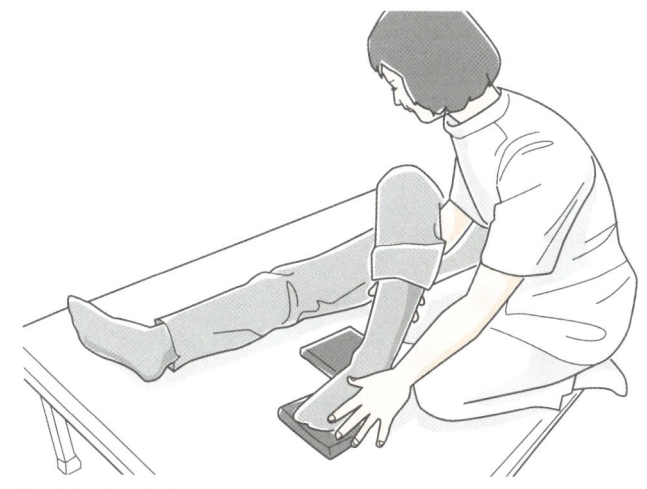

図40 ◆ 硬さと配置の識別を通しての経験
股関節と膝関節の動きの関係性を通してスポンジの位置関係を、また接触感を通して硬さを判別し、それらの情報を統合しなければならない。また、足関節底屈位となった時に強まりやすい足指伸筋群の伸張反射の制御を学習する。

現しない位置での設定で開始する。また、右下肢でスポンジを踏んでもらい硬さを確認して、硬－軟の区別を確認する。

……・……

OT♠ これはどうですか？
Pt♣ 横、横。
OT♠ 配列は？
Pt♣ 外が軟らかい。
OT♠ 外側が軟らかい。では内側は？ こっちも軟らかいですか？ それとも硬い？
Pt♣ 内側の方が硬い。
OT♠ はい、ではそういうふうに置いて、踏んでみますね。こっちが外側で軟らかいもの。で、こっちが内側で硬いものです。どうですか？
Pt♣ うん、そう。
OT♠ じゃ、もう1回だけ、さっきの課題の通りにするので比べてみてね。どうですか？
Pt♣ うん、いいよ。
OT♠ そうです。当たりですよ。大正解！

継続しながら、少しずつ股関節や膝関節の角度を広げていく位置に変えていく。また、股関節の内外旋を入れるなど、運動のバリエーションを増やしていく。その際に、例えば位置を少し遠位にずらして足関節の底屈角度を拡大したら、制御しきれずに踏めなかった、というような状況になった場合は、わずかに角度を小さくして細かい設定で、再度進めていくという配慮が必要となる。症例は、股関節よりも足関節底屈による前脛骨筋と指伸筋群の伸張反射が強かったために、横よりも上下の位置の調整に、細かい設定を要した。

　また、開始時期には、上肢よりも下肢に注意を向けることが難しく、短時間で疲れてしまい、集中できなくなることが多かった。その場合、突然さっきは制御できた位置での制御ができなくなるなどの現象が観られたため、その場合にはまた難易度を低くしたり、休息を入れるなどの配慮をした。

〜＊〜

　開始時には、いずれの課題も非常に困難であった。しかし、課題1を通して、自身の身体の存在感を感じ取ることができるようになった。その際の展開としては、例えば"動かされているか、いないか？"といった識別が難しければ、他動的に関節を動かした時と静止している時とで、「先ほどと今とでは、何か違う感じがしますか？ 全く同じように感じますか？」というような問いかけにして、"何となく"の感じ方を求めるようにした。これは、次の課題2で身体の向こう側を感じることを通して、伸張反射や放散反応を適切に制御することにつなげるためである。もしも、身体そのものの変化（例えば動いているのかいないのか？）の正解を求めた場合、症例はできるだけ区別ができやすい体性感覚を探して、そのわずかな差異で回答を出すことになるだろう。その際の"最も区別ができやすい、つまり差異を創りやすい感覚"が、経験的に筋感覚情報であることは既に述べたが、いったんそのような道筋が学習されてしまうと、無意識のうちに筋緊張を高めてしまうことになるからである。

　"何となく感じる"ということは、症例にとって初めは非常に難しかったのだが、徐々にうまく感じられるようになっていった。それと共に、身体の向こう側に注意を向けていくこともできるようになっていった。同時に運動機能も改善し、課題を実施していると徐々に関節可動域が拡大し、半年ほどで肘関節も他動的にではあるが完全伸展し、完全回内位もとれるようになり拘縮は改善した。

　症例自身も、日々身体と向き合うことが増え、様々な気づきを報告してくれるようになっている。

column
患者の身体に触れる際に考慮すること

　本文で繰り返しているように、痙縮を起こしている筋は、わずかな伸張にも反応して伸張反射が誘発されてしまうために、患者の身体に触れる場合には、その反射をできるだけ誘発しないための工夫が必要となる。

　あらかじめ触れることを伝えて、触れる前に"触れられる"という予測を創ってもらうことは有効な場合が多い。Nashner, L.M. は、実験で下腿三頭筋の伸張反射が、予測によって制御されることを示している。この実験は健常者が被験者となっており、片麻痺患者では事情が異なるが、それでも、「ここを触れますが、いいですか？ 触れられる感触を想像してください。少しできそうですか？」などと声かけをしてから触れると、明らかに伸張反射の出方が小さくなることが多い。

　また患者の身体を触ったり保持したりする際に、作業療法士自身の手に、どれほどの筋出力が入っているかを、常に感じながら行う必要もある。基本的には手指は握らないで、患者の身体を保持する方が良い。自分の腕や手に患者の身体を、そっと乗せるようなイメージである。それぞれの持ち方や動かし方は、患者の体格などによっても異なるし、また作業療法士自身の体格にもよるだろう。常に、どのように把持すれば、患者の身体に余分な圧をかけないで済むか、考えながら持ち方を決めていくしかない。

　患者だけでなく、作業療法士自身にも、相当の身体への注意が要求されるのである。

　「いつも肘が外側にあるために引っかかっていたバス停に引っかからずに降りられるようになった」「○○のトイレは狭くて、肘が引っかかって入れなかったんだけど、昨日入れるようになってました」「いつも左脚が開いていて、バスで座ると隣の人にぶつかっていたのが、まっすぐになってぶつからなくなった」「装具をしないでも家の中は歩けるようになった」。以上のような現象の変化から、「いつもこっちの脚に力が入りすぎているみたいに感じる」「この辺がいつも固くなっている」など身体そのものの気づきまで、様々であるが、いずれの場合にも、「ずっと前からそうだったんですよね？ 感じなかっただけで」と、少し不思議そうに語る表情が印象的である。

　現在も継続中であるが、肩関節や肘関節の随意運動も発現しており、自動運動での肩関節の屈曲伸展、外転内転、水平内外転ができるようになり、肘関節も $-30°$

位まで自動運動で伸展できるようになっている。下肢も股関節は屈曲伸展、内外転できるようになり、膝関節も屈曲伸展が可能となって、足関節は90°まで背屈でき踵が床に接地できるようになった。足底で床を感じられるようになったために、強い力で踏みつけて下腿三頭筋の伸張反射を誘発することが軽減し、歩容も変化した。最近では「装具をつけると足首が痛い」と感じるようになり、装具を外して歩くことがあるとのことだが、足関節の動きが発現し、装具による固定が痛みとして知覚されるようになってきているからだと考えている。

症例3 「今年は8月15日がない」という症例
（クモ膜下出血；左半側空間無視・左身体無視）

1 外部からの情報と観察〜どのように動くのか

　右利きの70代男性、クモ膜下出血による軽度左片麻痺と重度の左半側空間無視、左身体無視を呈している。

　左片麻痺はBRSではⅤ-Ⅳ-Ⅴであり、異常に亢進した伸張反射も特異的な放散反応も観られない。手指の巧緻性がやや低下している程度である。動きから感覚障害はほとんどないと思われるが、左半身を感じることができず、視覚情報でも左半身を認識できないために検査不能である。一般的なUSNの机上検査も実施不能であった。四肢体幹といった身体各部の位置関係をどのように認識しているのかを推測するために木製の人形（デッサンなどに使用するもの）を見せて、まず「何だと思いますか？」と問うと、しばし考えたのちに「木だね」と回答し、「そうですね、材質は木でできていますね。で、形としてはどうでしょうか？」と問いかけると、黙って考え込み回答できなかった。「形は、はっきりしませんかね？」と声かけすると「うん、そうだね」とうなずいた。

　歩行は可能だが、常に右を向いて右方向に歩くために右回りにクルクルと回ってしまうことになり、看護師が肩を抱いて介助してまっすぐに歩かせていたが、それでも右方向にずれ気味になっていた。病室に入ると右側のベッドに行ってしまうだけでなく、そこに用意されていた他患者の食事を食べてしまうなどの行為が報告された。左手は使用せず、右手のみ使用していた。

　「困っていることは何ですか？」と問うと「今年は8月15日がないだろ？ いつ墓参りに行けばいいのか分からない（ことが困っている）」と答えた。カレンダーを見

ると、左端の日曜日が認識されていないことによるものと推察できた。「8月15日がないんですか？」と尋ねると「そうだ。見てごらん」と、特に不思議そうな表情もなく、カレンダーを指さした。「身体のことでは何か困っていませんか？ 何かできないことがあるとか」との問いには「何も」とのことであった。

鈴の音を身体の様々な方向から聴かせて、どちらの方向から聞こえるのかという聴覚空間での方位の同定では、すべての方向を「360°全部から聞こえる」と答え、音源の位置は識別できなかった。

2 その内部にあるものの観察〜なぜそのように動くのか

★どのように感じるのか

左半身も含めた全身を感じており、左空間もすべて見え、聞こえていると感じている。自身の身体の周囲に"360°"の空間があることも感じられている。

★どのように認識するのか

上記のように、知覚に欠損はなく、すべての知覚情報を感じていると認識しており、症例にとっては、すべてが見え、見えないところはないと認識している。

また"15日のないカレンダー"を不良品ととらえず、「だから今年は15日がない」と認識していることから、知識との照合をせずに（この場合"8月15日は毎年ある"という知識と、今年はそれがないという現実の照合）、認識している。

他人のベッドに座った時に感じるはずの違和感、風景（ベッド上やベッド回りなど）の違いも認識されない。

★どのように注意を使うのか

左半身へ注意を向けにくく、体性感覚、視覚、聴覚などすべての感覚モダリティに注意を向けることが難しい。右半身では、大まかに触ったものや動いている部位に注意を向けることはできるが、細かい触覚や関節覚などには向きにくい。

★どのように思考するのか

課題に対して集中して向き合うことができる。

★どのように言葉を使うのか

自分に起きたことでも、まるで他人に起きたことのように話す。「看護師にこう言われた」「みんながこう言う」というような表現が多く聞かれ、「実際にはどうだったんですか？」と問うと「いや何もないよ」という回答が多い。

★どのように見えるのか

症例には見えない部分は認識できないので"すべて普通に見えている"。しか

し実際にはそうではないため、物の形は実際の形と異なっている。

③ 病態の理解〜何が問題なのか

　クモ膜下出血による脳実質の圧迫と機能解離から、前頭葉の機能低下による重度の注意機能障害をきたしており、左半身からの体性感覚情報の無視と、視空間における左半側空間の無視が生じている。結果的に、視覚空間、体性感覚空間、聴覚空間などすべての空間における混乱が観られ、現象としてはUSNと左半側身体無視を呈している。しかし、脳はその欠損自体をそのまま受け入れてしまうために、自覚的には情報の欠損を感じ取ることはなく、症例自身の経験としては、"どこにも異常や不都合を感じない"ことになり、外側から観察される現象とは乖離している。結果として病識が欠如している。

　そして症例は、自分に起きた様々な出来事を"自分自身の経験"としてリアルに感じることができずに、どこか他人ごとにその現象の一部だけを認識している（例えば、ベッドを間違えたことではなく、看護師に注意されたこと、のように）。そのため現実生活上の様々な"失敗"も"体験していない"こととなり、驚きや困惑も生じない、と考えられる。

④ 治療を組み立てる

　以上より、課題を通して、身体に生じた変化に注意を向けて体感し、その実感の意味づけを自分でするという心的過程を通して、リアリティのある身体と自己を感じ取ってもらうことを目的とする。

　まず自分の状態に自分で気づくことが必要であり、外から見える病的な現象を、自分自身で"おかしい"と感じるようになることを目指していく。そのために、まず自分の身体に生じた変化を実感として感じ取る経験をする。そこで、左半側も含め、すべて見えており、何も過不足なく感じている、という症例の実感を否定しないで、その状態から開始することが、最大のポイントとなる。まずは、症例の世界に接近するために、症例と作業療法士の両者で同じように似た感覚を感じられて、それを共有できる感覚は何なのか、を考えた。

　USNがあるのだから視覚情報を介すると両者の乖離が大きくなる。見ないでも分かる情報は、聴覚や嗅覚や味覚、そして体性感覚ということになる。軽度ではあるが運動麻痺があり左上肢機能が低下していることや左右対称性のある身体像が損なわれていることを考えると、体性感覚を利用するべきであると考える。しかし、異

なる質感の素材などに注意を向けることはできない。関節覚も、視覚イメージが変質しているために回答の仕方で混乱を招く可能性がある。同様に運動覚も難しい。しかし、重さに関しては「これは重い、軽い」と判別できていたため、左でも、ともかく"ずしっとした感じがするかしないか"という枠で区別が可能なのではないかと考え、まず、重量の変化や違いを感じ取って、それを視覚的な変化（左右前後）に結びつける課題から開始する（課題1）。その後、左右上肢で創る空間を操作する筋出力の制御を学習する（課題2）。それらを通して、正中線と左右の認識を進め、身体像の適正化を図っていく。

課題1

目的 ● 体性感覚情報に注意を向ける、左右空間を創る
課題の種類 ● 空間と接触を組み合わせた課題
使用する身体部位 ● 両側上肢
使用する感覚モダリティ ● 重量覚、関節覚、（視覚イメージ）
内容 ● 両手で（最初は右手のみで）お盆を把持してもらい、その上に錘を乗せたり取ったりして、その感覚の違いを感じ取り、錘の有無を判別する。可能になってきたら、お盆を2分割して"手前に乗ったのか、遠い方に乗ったのか？"あるいは"右か左か"というように空間分割に進める（さらに4分割へ）。（図41・図42）

この課題では、お盆を、両肘と両手で創る空間として知覚することを要求される。また、USNの特異的症状である視覚イメージの中での左右のイメージを想起することである。開眼で行うと、注意が別の方向に転動しがちで、重量覚に向きにくいために閉眼で行う。

準備 ● まず重さの異なる錘を2種類作り、右手で持ってもらう。

　　　OT ♠ どっちが重いですか？
　　　Pt ♣ そりゃ、こっちだよ。（重い方を示す）
　　　OT ♠ そうですね、こっちの方が重いですよね。

ここで、左右の空間を創るために両手動作を導入したいのだが、症例は両手を使うイメージを創れない可能性がある。どうやったら、両手を使うイメージを創ることができるのか、と考え、なるべく日常で普通に行っていた行為を題材にするとイメージしやすいのではないかと考えた。

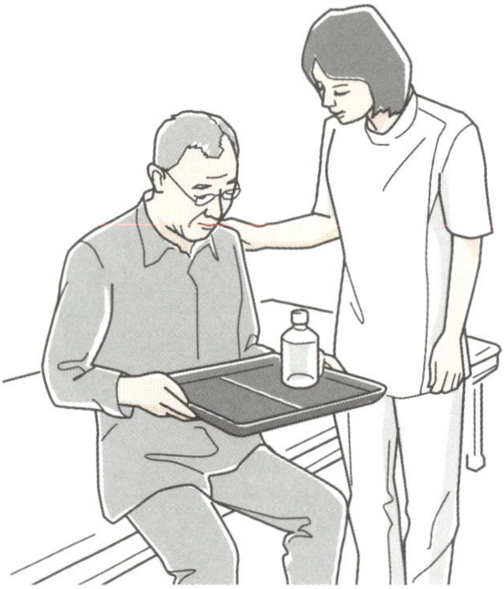

図41◆**重さの感じ取りを通しての経験**
　　　（空間の 2 分割）
両手で創った空間を左右に分割することを通して、
イメージの中で左右を創ることを要求している。

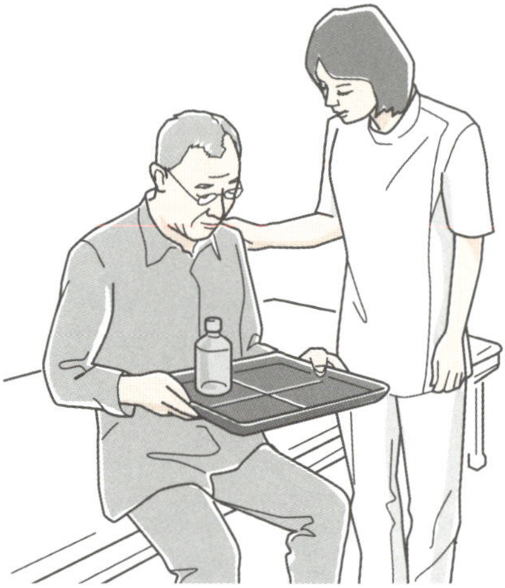

図42◆**重さの感じ取りを通しての経験**
　　　（空間の 4 分割）
両手で創った空間を、重量覚を介して左右前後の 4
つに分割することを要求している。

　　　OT♠こういう重いものとか運ぶのに、お盆とか使いますよね？
　　　Pt♣うん、そうだね。
　　　OT♠じゃ、お盆で持ってみましょうか。
　　　Pt♣ああ、いいよ。
　あえて左手を使うことには言及せずに、お盆を両手で持たせると、そのまま持つことができた。つまり左右の手で創る空間ができたことになるため、課題を開始する。

　　　　　　　　　　　　　……・・……

　　OT♠じゃ、置いてみますね。（お盆の中央に置く）どうですか？ ずしっとなりました？
　　Pt♣うん、重くなったよ。
　　OT♠じゃ、取ってみますね。軽くなりましたか？
　　Pt♣うん、軽くなった。

　お盆の様々な場所に置いては取り、すべての場所で錘の有無を識別することができたため、空間の分割を通して視覚イメージを創っていく課題に進める。

　　OT♠では、ここに乗せた時と、こっちに乗せた時って違う感じします？

お盆の前方と手前の方に交互に乗せる。前後の識別ができるかどうかを問う課題である。

　　Pt ♣ うん。
　　OT ♠ じゃ、こっちはどこに置かれたと思います？
　　Pt ♣ 手前だろ？
　　OT ♠ そうです。ご覧になってください。

症例は見ているが、軽くうなずくのみで、認識できているかどうかは分からない。

　　OT ♠ これって目閉じてても分かりそうですか？
　　Pt ♣ うん分かるよ。
　　OT ♠ じゃ、閉じてやってみましょうか？・・・どうですか？
　　Pt ♣ うん、今度は前の方だね。

予測よりもスムーズに回答できているため、次に左右分割に進める。

　　OT ♠ じゃあ、これは？ 左右どっちですか？

と、あえて"左右"という言葉を用いて、探ってみる。

　　Pt ♣ ああ右だろ？（ごく自然に"右"と答えている）

ここで、左右の空間を、自分の身体と関係づけていくために、症例の右手を触り、確認する。

　　OT ♠ こっちの手に近いですものね？
　　Pt ♣ うん。
　　OT ♠ ではこれはどっちでしょう？
　　Pt ♣ 左だな。
　　OT ♠ どちらの手に近いですか？
　　Pt ♣ こっちだよ。（と、左手を挙げる）

　混乱することなく左右の識別ができている。つまり左右両上肢の筋感覚情報から、空間の前後左右という４分割が視覚イメージできているということになる。そこで、お盆にテープを張って４つの空間を作り、そのどこに置かれたかを判断する課題に進めた。

OT ♠ これはどこでしょうか？
Pt ♣ うん、右の手前だ。
OT ♠ じゃ見てみてください。大当たりですね。これは右手の手の方に近いですか？ それとも肘の方に近いですか？

お盆の真ん中あたりを把持しているため、前方は把持している手よりも前になり、手前は手よりも肘に近い位置になる。つまり、お盆の空間は、左右の手と肘という4つの部位で創る空間になっており、それを利用して左上肢の存在を感じ取ってもらう狙いがある。

Pt ♣ 肘だろ？
OT ♠ そうです、そうです。じゃ、ここは？
Pt ♣ これは左の手前だろ。
OT ♠ ということは、左の手と肘のどっちに近いんでしょうか？
Pt ♣ 肘だろ？
OT ♠ そうです。見てみてください。

今度は肘の方を見ている。このようにして、無意識のうちに左上肢の各部位に注意を向けることができ、"左手や左肘を見る"という経験ができてきている。ここまでくれば、次は直接左手や左肘を触ったり動かしたりしても、そこに注意を向けることができる。

課題2

目的 ● 左右空間を体性感覚で創り、筋出力制御を学習する（左右のバランスの感じ取り）
課題の種類 ● 空間と接触を組み合わせた課題
使用する身体部位 ● 両側上肢
使用する感覚モダリティ ● 関節覚、運動覚、筋感覚、（視覚イメージ）
内容 ● 棒の上に板を置き、その上に両側前腕を乗せてもらう。その状態で、傾斜の方向や度合い、そしてスポンジをかませて板越しに押したスポンジの硬さを識別する。（図43）
準備 ●「板に手を乗せてください」と声かけすると、板に両手を乗せることはで

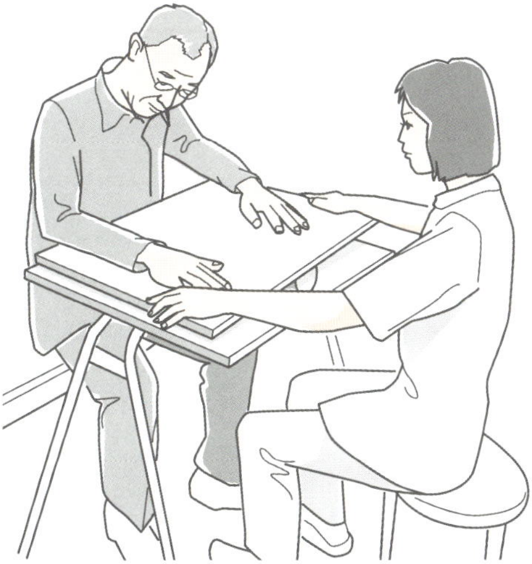

図43◆板の動き方の感じ取りを通しての経験
板の動きを、左右の手の動きから判別する課題。関節覚を介して空間の左右分割を要求している。

きるが、棒の真上である正中位よりも右の部分に両手とも乗せている。当然板は右が下に傾いており、作業療法士が左側を押し下げると、両手が上に上がる。

  OT♠今、手が上下に上がったり下がったりしていることは分かります？

  Pt♣うん。

  OT♠私がこっち側（左端）で押してるんですけど。

作業療法士の手を見てうなずく。そこで、左手をそこに置くように声かけしてみる。

  OT♠では、ちょっと私の手（右手）のところにあなたの片方の手を置いてみてくれますか？

症例は、軸の左側を見て、そこに左手を置く。左手と指定していないのだが、自然に左手を乗せたことから、症例の中に左右とその真ん中という空間ができてきていることが推測でき、不安定板の課題を行える状態となったので、開始する。

  ……

OT♠そうそう、ではこの状態で板を揺らしてみますね。（作業療法士が症例の両手の上に手を置いて、他動的に板の左右を上下に動かす）

OT♠動いてるの、分かります？

Pt ♣ うん、分かるよ。
　　OT ♠ じゃ、今度は目を閉じて、どっちが下がったか当ててみてくれますか？
　　Pt ♣ いいよ。
　　OT ♠ では、いきますよ。これはどっち？
　　Pt ♣ 右だろ？
　　OT ♠ お、当たりです。ではこれは？
　　Pt ♣ 左だろ？

自然に左という言葉が出現しているため、作業療法士も左と言うことにする。

　　OT ♠ 大正解。左ですよね。

いったん手を外してもらい、再度乗せてもらうと、今度は何も言わなくても正中の左右に置いている。しかし右に押し込み水平位保持はできていない。まだ筋出力の適正な調整はできていないことになる。そこでまず、左右の傾斜の大小を比較してもらうことで、動きの度合いを判別してもらう。

　　OT ♠ 今度は、どれぐらいたくさん下がったのかを考えてみましょう。板の左右の端の下に、今度は、この木片を置きますよ。たくさん重ねてあると、下がり方が少なくなりますよね？　そういうふうに考えてみてくださいね。ではいきますよ。これと、こっちとでは、どっちの方がたくさん下がった？（右端の下に木片を1個置き、次に3個置いて比較してもらう）
　　Pt ♣ 今の方が高いだろ？

「どちらがたくさん下がった？」と訊いているが、症例は別の回答の仕方をしている。まだ知覚情報を求められる形に加工して回答するまでには至っていないことが推察できるが、ここでの課題の要点ではないので、このまま進めていく。

　　OT ♠ そうそう、そういうことです。じゃ、今度はそれを左右で比べてみてくださいね。
　　　　　次、いきますよ。どうですか？
　　Pt ♣ 後の方が低いな。

上記同様、左右での比較で要求しているのに対して、「後の方」という順番での回答となっている。左右空間を創ることが目的なので、ここは確認する。

OT♠後っていうのは、右？ 左？

Pt♣左。

OT♠そうですね。そう右が3個で左が1個です。では、次いきますよ。

　何回か同様の課題を繰り返し、正解できるようになると共に、文脈が理解されて、作業療法士の質問に合うように回答できるようになった。そこで次に、板越しにスポンジの硬さを判別する課題へと進める。ここでは、今までの課題に加えて、さらに筋出力制御（運動単位の適正な調整）を要求することになる。

OT♠板越しに押すんですけど、どうですか？（軟らかい方を右に、硬い方を左に入れる）

Pt♣なんか、こっちが硬いかな。（と、右の方を見る）

OT♠右の方が硬いですか？ じゃ、実際にそのようにセットしてみますね。

Pt♣うん。

OT♠で、これがさっきの課題なんだけど、どうでしょう。

Pt♣いいんじゃないの？

OT♠これは実は逆だったんですよ。ほら、右だけでやってみましょう。これと、これよ。

Pt♣ああ、後の方が硬いな。

OT♠分かります？ 左でもやってみますね。

Pt♣ああ、やわいね。

OT♠そうでしょう？ じゃ、次いきますよ。これはどうでしょう？（硬い方を左に、軟らかい方を右に入れる）

Pt♣うん、こっち（左の方）が硬い。

　このような課題を繰り返したのち、再度手を板に乗せてもらうと、何も指示しなくても、水平に保持しようと気をつけて調整しようとしている。

　次に、棒を半球に替える。それによって、左右だけだった空間の2分割を左右前後とそれぞれの斜めという8分割にすることができ、症例は左右の手だけでなく、左右の手と肘の4つの身体部位のより細かい関係性の統合を要求される。

〜＊〜

　このようなやり取りの中で、症例はスムーズに、筋感覚を視覚イメージ化し、それを身体部位との関係性で回答することができるようになった。すると、「左手で

触ってみてください」というような指示が入るようになり、左手を動かしてその軌跡を問うような空間課題や接触しているものを識別する課題なども可能になり、運動覚や関節覚、触覚や圧覚など、他の身体感覚にも注意を向けられるようになった。それと同時に、「右が」「左が」「奥が」「手前が」と空間を表す言葉が聞かれるようになり、イメージの中で左右前後上下が想起できるようになった。身体像が適正に再構成され、両手の肢位模倣などもできるようになり、そのポーズを後ろから見たらどんなふうに見えるのか、というような心的回転（mental rotation）も可能になった。初回評価時に材質しか認識できなかった木製のデッサン用人形も、ヒトの身体の象徴として認識できるようになり、作業療法士の肢位と人形の肢位を比較したり、その人形を操作して指定された肢位にするような課題も行えるようになった（「前へならえ、の形にしてみてください」など）。

左手足や左方向も認識できるようになり、まっすぐに歩けるようになって、日常生活でのエラーが消失した。8月15日も見えるようになり、「15日がなかったらどうしますか？」と問うと「ないわけないよ」と正常な回答が得られるようになった。つまり、作業療法士から見える現象と症例が経験していることが乖離しなくなったということになる。

麻痺はBRS Ⅵ-Ⅵ-Ⅵに改善したが、「最近指の動きが悪い。このままだと仕事に戻れない」と、巧緻運動の拙劣さを自覚して、積極的に手指の訓練に励み、自宅退院した。

ポイントは、症例に対して何かを考えてもらったり、左空間を探してもらうという手段ではなく、"上手く感じられるポイント"を見つけて、症例自身が感じ取るという体験を基にして展開したことである。

症例4 自分の感覚を他人に聞く症例
（左被殻部出血；右片麻痺・肢節運動失行）

1 外部からの情報と観察～どのように動くのか

60代女性。数年前に左被殻部出血発症して右片麻痺と肢節運動失行を呈している。

主訴は、「手を使えるようになりたい」「歩けるようになりたい」であった。また右肩亜脱臼が2横指半あり、それを気にしていた。

BRSはⅢ-Ⅲ-Ⅲで、静止時の筋緊張は低い状態だが、特定の筋の出力が高く、肩関節軽度外転内旋、肘関節屈曲回内、手関節重度屈曲位という肢位をとっている。肩関節は、大胸筋の瘢縮によってやや内旋位にて前方に偏倚した状態で2横指半ほど下方に亜脱臼している。右下肢は静止時には足底も床に接地しているが、少しでも動こうとすると伸展パターンが出現して足底が浮いてしまう。動作は、非麻痺側である左半身で右半身を操作するような動き方で、左半身は常に過剰な筋出力状態で固くしているが、座位での重心は右に偏倚し右殿部で座面を押し込んでいる。上体は左半身で後方かつ左方に引き上げてバランスをとっているため、骨盤は強い前傾位で背部は過度に伸展して固めており、身体が柔らかく動くことがない。動作は、固く、スピードが異様に速く、動きの途中で止まったり、スピードや動きの方向を微調整することは困難で、粗暴な動き方という印象である。右の手足を動かそうとする際には、左半身全体に力を入れて振り出すような形で動き、身体の左右の分離は極めて低い印象である。実際に、作業療法士が症例の麻痺側である右手を他動的に動かし（例えば肘関節の屈伸や手関節の屈伸、前腕回内外など）、それと同じように左手を動かすように指示するとできるが、逆の動き（例えば右肘関節を屈曲したら左は伸展するというような）を指示するとできず、同じ動きになってしまうことが観察される。

筋の瘢縮の状況について、まとめる。

★ **伸張反射の異常な亢進**

「できるだけ力を抜いてください」と指示すると、肩関節外転と肘関節屈曲は少し調整できる。手関節と手指の屈筋群で亢進しているが、他動的な伸展に対する抵抗感は強くない。下腿三頭筋や足指屈筋群の亢進により、内反尖足傾向を示すが、その状態で固定化されているわけではない。

★ **異常な放散反応**

手指屈筋群の伸張に伴い手関節屈筋群の収縮が観られ、逆の場合にも同様の反応が観られる。右半身で強く座面を押し込んでいることで、上肢の屈曲パターンと下肢伸展パターンを構成する一連の筋群の収縮が強まる。下肢の動きでも同様な上肢の放散反応が出現する。

★ **異常な運動スキーマ**

立ち上がる際に、上肢を強い屈曲パターンにして、腰を真上に引き上げようとする。結果的に下肢は伸展パターンとなって内反尖足により足底が接地できなくなり、余計に踏み込もうとするが、パターンが強まってしまうため、左下肢だけ

で無理やり床を踏み込みながら立ち上がることになる。重心の移動は利用されておらず、座位からほぼ垂直に身体を押し上げてしまう。

　右下肢を動かそうとすると、まず左半身に重心を移して踏み込み、左半身を動かす反動で右下肢を動かすような形になっている。上肢も同様で、左上肢帯全体の筋出力を上げて右上肢を動かそうとする。

★運動単位の動員異常

　左半身全体、頸部の過剰な筋出力が著明で、随意的に調整することが難しい。

　体性感覚障害は右半身で認められ、関節覚、運動覚、触圧覚すべてで認められたが、失行症の影響も重なっていると考えられる。
　その失行症状の一つとして視覚情報の認識に変質が観られている。例えば、作業療法士が症例の目の前の空中に、指で四角形や円を描いて形を問うと判別できなかったり、円を描いている面の同定（水平面、矢状面、前額面）ができない。身体各部の動きについても、例えば症例の右手を、手掌を下に向けた状態で保持して、他動的に尺屈した場合、「右に動いた」と回答できるが、左手も同じ動きをするように指示すると左手は橈屈してしまうが、それがおかしいとは感じていない。同様に足関節でも座位で右足を外転すると左足を内転して、それを「同じ」と感じてしまうことが観られている。しかし一方で他者が同じことを行うと"左右の手は、違う"と感じることができ、例えば手関節を右橈屈すると左も橈屈するように指摘することができる。
　肢節運動失行としては、肢位の模倣や動いた関節の同定などでエラーが観られる。また、身体の動きのイメージを創ることが困難であり、例えば肩関節屈曲90°で外旋位、肘関節伸展、前腕回外位、手関節屈曲伸展0°の肢位（"前へならえ"の肢位で掌が上を向いた状態）をとらせ、見ながら「この状態で肘が直角に曲がったら、手のひらはどちらを向くと思いますか？」というような質問をすると「上」と回答し、実際に実施して初めて「あ、後ろだ。違いますね」と分かる。
　家族からの情報では、「こっちだよ、とか言っても、右往左往している感じです」と、症例が動こうとした際に混乱する状態が窺われる。また「動くのが速くて、危ないよって言うんですけど、一気に動いちゃうんです」と、動きが分節的にならず、一気に勢いよく実施されてしまう様が語られていた。
　失語症は、急性期にはみられたようだが、現在はみられず、コミュニケーションに問題はなく、文脈の理解も良好である。ただし、症例自身としては、「前みたいに

は、うまく話せない」との思いがある。具体的に、どのような時にそれを感じるのかは、語ることはできなかったが、知的な側面を考慮すると課題の理解などに時間を要することもあり、失語症が影響している可能性もある。また話している時に、わずかながら右口角から流涎が観られることもあり、口腔周辺の筋の問題から、そのように感じているのかもしれない。

2 その内部にあるものの観察～なぜそのように動くのか

★どのように感じるのか

身体そのものを感じることは比較的できているが、その状況つまり、どのような形なのか、どこにあるのか、といった身体と空間との関係性を創ることが的確にできない。また、例えば右手は机の上のペンよりも右にあるか、というような身体と物との関係も曖昧なために、自身の知覚に確信を持てていない。性格的にも非常にまじめで、自分の感じと違っても家族など他者の指摘を正しいと考えて、自分が感じたことに対し、"間違っているのではないか"という疑いを常に感じている。

★どのように見えるのか

自分の左右の手足が、一対のものとして見えていない。全く別の1本ずつの手として見えている。そのため、例えば手掌を下にした状態（前腕回内位）で、右手関節を橈屈して「左手が同じになるようにしてください」と指示すると左手関節を尺屈してしまい、「これで両手の形は同じでしょうか？」と問うと肯定する。このような現象は上下方向では観られないが、左右方向の対称性を求めると、手関節だけでなく肩関節や股関節、足関節にも同様に観られる。

また、物の形などに情動的な意味合いを持たせるような判断が難しい。例えば数種類の軌跡の中で「最もなだらかな感じがするのはどれですか？」というような問いに対して、視覚で"なだらか、急"という判別ができない。

関節の動きと身体の動きを関連づけて見ることが難しい（例えば肘関節の屈伸によって前腕や手が動くというような関係性）。

★どのように注意を使うのか

特定の感覚に注意を向けることはできる。集中することもできる。一方で適切に分散することが困難であり、非麻痺側肢であっても、例えば肩関節と肘関節の動きを同時に解釈するようなことが難しい。また、例えば"手の形"を問うと、"手指"のみに注意を向けてしまうなど、全体ではなく細部に注意が向いてしま

う傾向がある。

また、常に右半身の特に手指や足部に過剰な注意を向けている。

★ **どのように認識するのか**

身体について、四肢体幹がそれぞれ関係を持って協調的に動くことで一つの行為を創るものとして認識できていない。右半身を自身の身体の一部ではなく"物"として認識している。また、両手両足が一対として感じ取れていない。右半身は"物のように"感じられており、常に"左手足で操作するもの"として感じている。

★ **どのように言語を使うのか**

自分で感じたことについて、「○○と思うんですけど、違いますか？」と加える傾向がある。

★ **どのように思考するのか**

正解を求めようとする志向性が強い。そのために、正解がないもの（すべて正解になるもの）、例えば「これらの素材の中で、一番好きな感じがするものはどれですか？」というような問いかけに対して、困惑してしまい回答しにくい。

★ **どのようにイメージするのか**

感じたことを基に、身体と空間や物との関係をイメージすることが困難である。物体中心座標での上下左右前後といった身体の位置や方向を視覚的にイメージすることが難しい。一方、例えば物の左右の動きの様子を、身体の内側の方に向かうのか外側に向かうのか、というような自己中心座標で表現すると比較的うまくイメージできている。

運動イメージは難しく、例えば肩関節が外転した時の腋窩の広がる感じなどをイメージすることができない。

③ 病態の理解～何が問題なのか

左被殻部出血により、自身の身体を空間と結びつけることができず、肢節運動失行を呈している。片麻痺は基本的には筋緊張が低いが、特定の筋で痙縮がある。またまじめで几帳面な性格により、発症直後から"正しい動き方"を過度に意識している。一方、感覚麻痺や運動麻痺により、自分で感じた感覚は実際と違っていたり、意図した動きとは異なる動きが発現するような経験を通して、自分自身の感覚や随意性を否定するような学習が成立してしまった結果、家族や医療者など他者の言葉や視覚情報に頼って動作を行ってきていると考えられる。しかし、視覚情報での解釈にも変質があるため、自らの身体と物との関係性を適切に認識することがで

きず、自分の動きが空間の中でどのような意味を持つのか（例えば肩関節内外転が自分に近づく/遠くなる動きになるというような自己身体座標における動きを、物体中心座標における位置関係や方向と結びつけること）が困難となっている。そのために、他者から指摘された"正しい動き方や姿勢"を、実感として"正しい"と感じられていない。また、動作を構成する運動の順序や分節的に動くための調整がうまくできず、"注意して動いているのに"他者からは粗暴で拙劣な動き方として見えてしまう、という経験を繰り返している。

身体感覚はある程度感じられるのに、それを空間や物と結びつけられないために、自分自身の知覚が信頼できなくなっていることから、自分で感じたり考えたりすることに疑いを持っている。そのために、自分の身体で感じたことを基に情報を組み立てることができなくなっている。本症例の根底には、この問題があると考える。

4 治療を組み立てる

そこでまず、身体を通して自分が感じたものを、空間や物と関係づけることを、難易度を低くして行う。また感覚に対して正解を求めずに、どう感じたのかということを回答にするように問いかけて、他人がどう言おうと自分ではこう感じる、という自分の感じた感じを信頼できる感覚を再獲得する。何かを確認する際に最も利用しやすく信頼性が高い視覚情報の解釈に問題があることも大きく影響しているため、視覚課題として同種感覚モダリティ間の情報変換を学習する。そしてさらに、伸張反射の亢進した筋や、逆に過剰な運動単位が観られる筋の筋緊張を調整するために、身体イメージを基にした異種感覚情報の統合を学習していく。

訓練は、症例自身が最も気にして治したいと訴えのある肩関節の亜脱臼を改善する課題から開始する。亜脱臼は大胸筋や上腕二頭筋などの伸張反射の亢進や、棘上筋や棘下筋、小円筋などの筋緊張の低下など、骨頭の安定機構の協調的な作動の障害で生じている。そしてその亜脱臼の状態を体感として感じ取れないのは、肩関節のイメージを適正に想起できないことにあり、それは身体像から肩関節が変質欠落している可能性を意味している。そこで、肩関節のイメージの適正化を図る課題を、あくまでも症例自身の感じたことを中心にすることを確認しながら実施する。また、視覚情報の認識にも混乱がみられるため、最初は、特定の身体部位（この場合肩関節）に注意を向けて、その意味を考えることで、正確な視覚的イメージを創る課題から開始する（課題1）。そしてその後に、体性感覚に注意を向けていく課題

に進め（課題2，3，4），それから，上肢全体のイメージを創る課題（課題5）に移行し，肩関節の随意運動につなげていく（課題6）ことにする。結果的に，自分で感じる身体を実感できることを狙う。

他者の身体についての認識は正確にできることから，まずは作業療法士の肩関節と写真画像の肩関節という他者同士の肩の視覚情報間の統合課題を実施する。

課題1

目的● 肩関節に注意を向けて，肩の存在や動きに注目し，そのイメージを創る
課題の種類● 空間課題
使用する身体部位● 肩関節
使用する感覚モダリティ● 視覚，（視覚イメージ）
内容● それぞれ異なる肩関節の形を撮った3枚の写真画像（例えば肩関節屈曲90°のいわゆる前へならえのような形と140°位と45°位の3枚など）を提示し，その中から作業療法士が選んで模倣し，それを見て患者が一致する画像を選ぶ。症例は，肩関節の形に注目して，その違いを見つけて比較しなければならない。また立体である作業療法士の肢位と平面である画像を比較することは，脳内で視覚情報を3次元から2次元へ加工してイメージを創ることを要求される。さらに，側方から写した画像と作業療法士が正面を向いて創った肢位をマッチングすることで，心的回転（mental rotation）を要求し，さらなる身体像の精緻化を図ることができる。（図44・図45）
準備● 3枚の画像の中の肩関節の角度の違いが認識できるかどうかの確認をする。

　　　　OT♠ この3枚の写真を見てください。どこが違うと思いますか？
　　　　Pt♣ ここの形（と，腋窩の開き具合を指す）が違います。
　　　　OT♠ そうですね。これはどこの動きが違うということなんでしょうか？

回答できずに考えているため，作業療法士が，同じに見える位置で3枚の画像の角度を順番につくって見せる。

　　　　Pt♣ あ，肩です。（言いながら左肩を動かす）
　　　　OT♠ あ，そうですね。肩ですね。こう，大きく開いたり，水平だったりしますね。

肩関節に注目して，その違いを認識できることが確認されたため，課題を

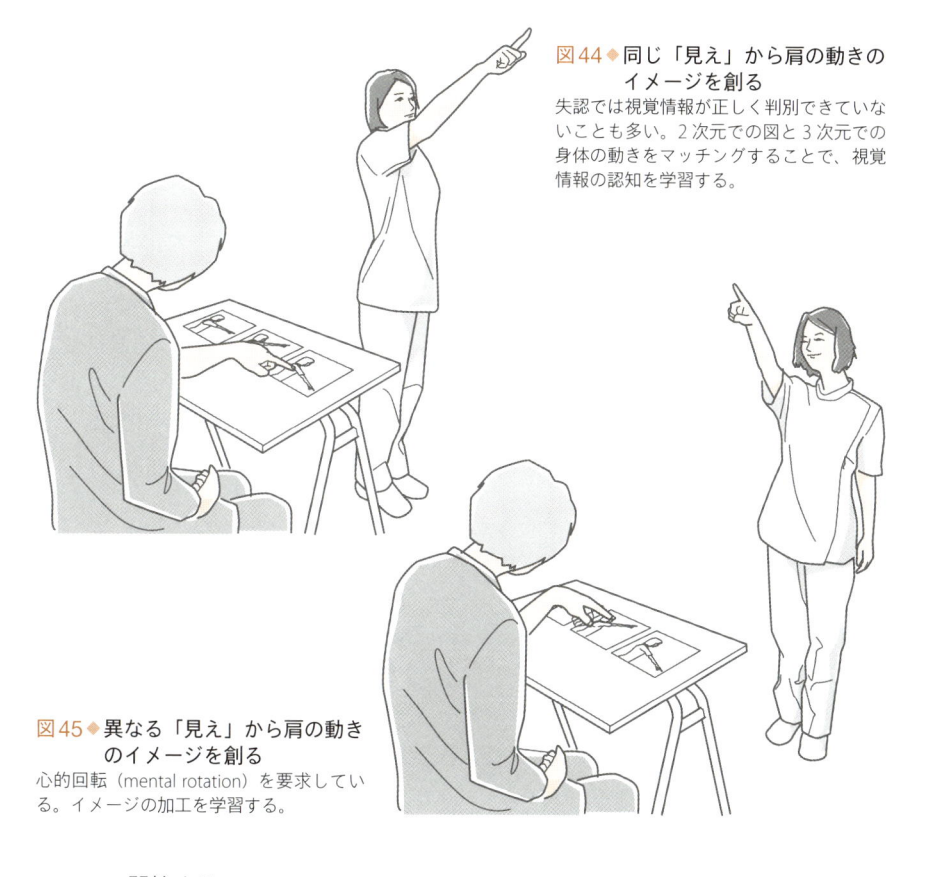

図44◆同じ「見え」から肩の動きのイメージを創る
失認では視覚情報が正しく判別できていないことも多い。2次元での図と3次元での身体の動きをマッチングすることで、視覚情報の認知を学習する。

図45◆異なる「見え」から肩の動きのイメージを創る
心的回転（mental rotation）を要求している。イメージの加工を学習する。

開始する。

……・……

OT♠ では、このポーズは、この中のどれでしょうか？
Pt♣ これです。
OT♠ 正解ですね。

ここで、単純なイメージは創ることができることが分かった。そこで今度は、側方からの画像に対し、作業療法士が正面に立って行う。つまり症例は、3次元から2次元への視覚イメージの加工と同時に、違う方向から見たらどうなるのか、というmental rotationも要求される形になり難易度が上がる。

OT♠ これはどれでしょう。
Pt♣ （肩を動かしながら少し考え）これだと思います。

OT♠お、そうです。そうです。このまま横を見てみますね。ほら。いいですね。
　　Pt♣はい。
　　OT♠じゃ、これは？（と、今度は症例が背後から見る形になるように背中を向けて立つ）
　　Pt♣これだと思います。

　症例が無意識に自らの肩関節を動かして思考しているため、自然に自己身体でシミュレーションしながらイメージを創ることができていると考え、次に、症例自身に模倣してもらうことにする。模倣は、イメージを実際の関節運動につなげる必要があり、関節の認識が不適正な症例にとっては、正確な模倣は難しいかもしれない。まずは作業療法士の模倣をしてもらい、その後画像の模倣に移る。

　　OT♠じゃ、今度は真似してもらえますか？　こんな感じです。
　　Pt♣こう。

　肩関節の屈曲角度はほぼ合っているが、内旋が入っている。症例はそのことには気がつかない。

　　OT♠今、こんな感じですね。どうでしょう。（右上肢で症例の模倣をする）

　症例は作業療法士の左右を見比べて、違いに気づき、修正する。

　　OT♠そうですね。手の向きが違ってましたね。でも肩の角度はOKでしたよ。

　肩は、自分で見た自分の肩関節の見え方と、他者の肩関節の見え方が異なるため、見え方が一致する手指などよりもイメージしにくい。したがって、症例のように視覚情報の加工が困難である失行症の患者では、丁寧に時間をかけて行う必要がある。症例の場合は、作業療法士の身体や同席しているご家族の身体、画像そして自身の身体を組み合わせながら、どの関節がどのようになっているのか、言語的にも説明してもらうなど、様々な方向からマッチングしてもらった。また、説明の際には「肘が直角で」というような説明よりも、「小さく前にならえ、みたいで」などと動かした時の感触を思い浮かべられるような（運動イメージの想起がしやすい）言葉を使うように工夫した。

　以上のようにして、少しずつ視覚情報を加工してイメージを創ることは行えるようになっていった。そこで次の段階は、患者自身の肩関節の体性感覚情報を感じ

て、自分の肩そのものの存在感を感じ取ってもらうことを、課題として行うことにする。

課題2

目的 ● 動きへの意味づけを通して肩関節の存在感やイメージを創る
課題の種類 ● 空間課題
使用する身体部位 ● 肩関節、肩甲骨
使用する感覚モダリティ ● 運動覚、関節覚、触覚
内容 ● 肩関節を特定の方向に動かし、その動いた方向や距離を回答する。ただし距離は正確に求めず「大きく動いた感じ」「少し動いた感じ」などの個人的な意味づけをしてもらうようにする。（図46）
準備 ● 他動的に左肩関節を屈伸内外転と、様々な方向に動かして、その運動感覚を感じてもらい、確認する。症例は、どちらにどのように動いたのかも躊躇なく、「前に小さく動きました」などと適切に回答できている。実際に、同じ運動を再現することもできている。そこで、麻痺側である右肩関節で課題を開始する。

……

OT♠ では、右の肩関節を動かしてみますが、動いた感じがするかどうかを教え

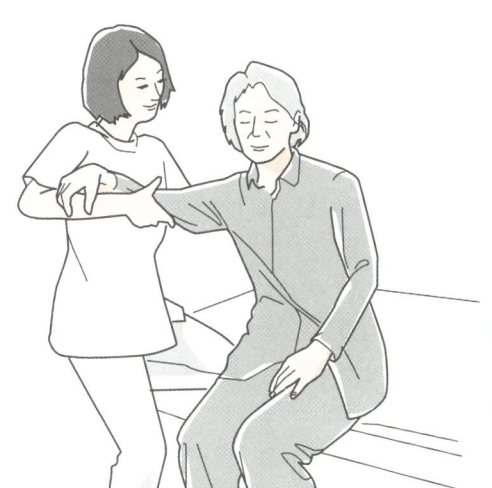

図46◆動きへの意味づけを通して肩のイメージを創る
肩関節の動きを使い、動きの意味を考える。「大きく動かされた、わずかだった」「気持ちいい」など情動的な情報を要求することで"正解ー不正解"のない課題となっており、自分自身がどう感じたのかということと向き合うことを要求している。

てくださいね。
　　　今は、動かされている感じですか？　それともまだ動いてませんか？
Pt ♣ 動いてると思うけど。
OT ♠ 動いてる感じがするんですね？　では、その動き方はほんの少しの感じですか？　結構大きく動いてます？
Pt ♣ ちょっと。
OT ♠ はい、OKです。では次いきますね。これは？
Pt ♣ 動いてます。
OT ♠ はいそうですね。さっきの動きの感じと比べて、大きさは違う感じはしますか？
Pt ♣ こっちの方が強い。
OT ♠ 強い、感じなんですね？

　動きが大きいかどうかを問いかけているのに「強い」と回答したことから、症例が動きの大きさそのものよりも、動かされ方の方を感じて答えている可能性が高いことが推察される。自身の腕の動きではなく把持している作業療法士の手の動きを感じているのかもしれない。いずれにしても、自分の身体に生じた変化を感じているのではない可能性がある。そこで、同じくらいの角度で、動かし方を速めたり遅くしたりして確かめてみる。

OT ♠ この動きと、この動きでは、何か違う感じがしますか？
Pt ♣ はい、前の方が強いです。（と、速く動かした方を強いと回答する）
OT ♠ 動いている大きさはどうでしょうか？　どっちかの方が速く動いてるとかありますか？
Pt ♣ ……………よく分からないです。
OT ♠ もう1回やってみます。どっちの方が優しい感じがしますか？
Pt ♣ こっちの方が………。よく分からない。
OT ♠ 分からない、動いてる感じがしにくいんですね？
Pt ♣ はい。
OT ♠ では目を開けて見てみてくださいね。実はこんなふうに動かしていたんですが、ご覧になるとどうですか？
Pt ♣ こっちの方がゆっくり。
OT ♠ そうですね。動かし方が少し違ったんですが、大きく動いたとかわずか

だったとか、乱暴な動かされ方と丁寧な感じとか、そういうことは、あんまりはっきりしませんでしたかね？

様々な動きを行って、見てもらう。

 Pt ♣ 見てると分かります。
 OT ♠ そうですね。見てるとそう分かるということも、とても大切なことなんです。まだ感覚がよく感じられなくても、見ていればそのように思われることは、見ればそういう感じがイメージできるということですから、これも大切なことなんですよ。それに、ともかく動き方が違う感じは、分かられたんですものね。それも大正解です。
 では、もう1回やってみますね。どっちの動きの方が大きかったか教えてくださいね。

このように、症例に対して、情動的な意味合いを誘導し、不正解のない問いの形にして、進めていった。このような課題と並行して、構造上肩関節を創っているもう一つの骨である肩甲骨に対しても、同じようにその存在感やイメージの想起を目的に、課題を行っていくことにする。

課題3

目的 ● 肩甲骨のイメージを創る

その1：動きを感じる（上下左右、浮き上がりなど）

課題の種類 ● 空間課題
使用する身体部位 ● 肩甲骨
使用する感覚モダリティ ● 運動覚、関節覚、触覚
内容 ● 作業療法士が肩甲骨を動かして、その動きを感じることで肩甲骨の存在感を創る。
準備 ● 左の肩甲骨を動かして、その動きや存在感を認識してもらう。

  OT ♠ 肩甲骨という三角形の骨がこの辺にあります。（左の肩甲骨を触り、かつ作業療法士が背中を見せ、肩甲骨のあたりを示す）聞いたことありますか？

  Pt ♣ はい。

OT♠この辺にある感じはしますか？（左の肩甲骨を触る）
Pt♣なんとなく……
OT♠動かしてみますね。どう？ お背中全体が何となく動いている感じはします？
Pt♣はい、分かります。
OT♠では、上下とか左右に動かしてみますが、感じは違いますか？
Pt♣（左手で動きを表しながら）こう。
OT♠そうです。そうです。上下の感じですよね？ ではこっちは？
Pt♣（やはりゼスチャーで行いながら）左右です。
OT♠そうですね。どう？ お背中の感じはどうですか？
黙って考えてしまっているので、具体的な言葉で確認する。
OT♠ひろーくなったり、きゅっと小さくなったりする感じは？
Pt♣あ、します。今小さくなりました。
OT♠そうですね。痛くはないですか？
Pt♣はい、それはないです。
OT♠右側のお背中でもやってみますね。
Pt♣分かるかな。
OT♠分からなくてもいいんですよ。ともかく何か感じるのかな、と探してみてくださいね。うーんって感じようとしている時が、練習になっている時なんですよ。
Pt♣はい。
次に右肩甲骨の課題を開始する。
…・…

OT♠どうでしょう。
Pt♣こう動いてる。（左手で表現する）
OT♠お、そうです。感じますか？ 左とおんなじ感じ？
Pt♣左より弱い。
OT♠弱いですか？ 左の方がはっきりシャープな感じがするんですね？
Pt♣はい、ちょっとしか感じないです。
OT♠でも、感じるんですね？
Pt♣はい。
OT♠それでいいんですよ。じゃ、次いきますね。

このようにして、少しずつ背中の存在感を感じてもらい、その中での肩甲骨のイメージを創っていく課題に進めてく。

その2：存在感を感じ取る

課題の種類 ● 空間と接触を組み合わせた課題
使用する身体部位 ● 肩甲骨
使用する感覚モダリティ ● 運動覚、関節覚、触覚、（視覚イメージ）
内容 ● 作業療法士が肩甲骨上と周囲の部位を軽く押して、それが骨の上なのか外れているのかを区別する。また、肩甲骨との位置関係を考えてもらう。（図47）
準備 ● 左肩甲骨で確認する。

  OT♠ この図を見てみてね。肩甲骨です。（左の肩甲骨を触りながら）この図に沿って肩甲骨の周囲を触っていきますよ。ここが三角形のとがった下の角ね、分かります？

  Pt♣ はい。

  OT♠ で、こうやって内側の稜線を上っていきますよ。分かる？

  Pt♣ はい、分かります。

  OT♠ で、ここがこの角、で、本当はこっちに行くんだけど、ここには棘上筋っていう大きな筋があるのでうまく触れないんです。これ

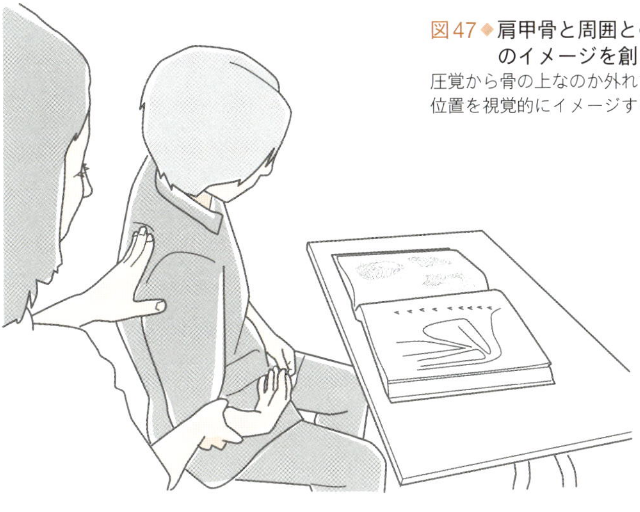

図47 ◆ 肩甲骨と周囲との区別を通して肩甲骨のイメージを創る
圧覚から骨の上なのか外れているのかを識別し、その位置を視覚的にイメージすることを要求している。

　　　　がそう。で、こっちに（肩甲棘を）進みますね。
　　Pt♣はい。
　　OT♠で、ここが肩の先っぽ（肩峰）。でここに鎖骨が、こうやって前から来て、そこの下にあるこれが腕の骨の頭（上腕骨頭）、ここが肩関節なんですね。
　　Pt♣はい。
　　OT♠そして、ここからこっちの縁を下がってきて、ここが出発点の角です。これが肩甲骨なの。
　　Pt♣はい。
　　OT♠で、肩甲骨を動かすと、こんなふうに動くんですね。
　左では、図の通りに触られたことが感じられていることが確認できたので、課題を開始する。

　　　　　　　　　　……‥…

OT♠じゃ、右もやってみますね。
Pt♣はい。
OT♠はい、ここが下の角（下角）です。どう？
Pt♣分かります。
OT♠で、こういうふうに上がっていきますよ。どう？
Pt♣分かります。
OT♠で、ここがここの角、で、ここがその棘上筋のお肉の部分。でも右側は左よりもお肉がついてないので、骨が触れます。実は、この筋が上手く使えていないことが、気にされている亜脱臼の原因なんですよ。
Pt♣ああ、そうなんですか？
OT♠そう。だから、ここが上手く使えるようになれば亜脱臼は治りますからね。
Pt♣はい。
OT♠では、ここは骨の上なのか、骨から外れているのかは分かりそうですか？
Pt♣…………（無言で考えている）

　骨か外れているのかという意味がはっきりしない様子なので、少し説明して区別を感じ取ってもらうことにする。

　　OT♠ちょっと左手を触っていいですか？　ここ、手首のぐりぐり（橈骨茎状突起）です。骨の所ね、分かります？

Pt ♣ はい。骨の上。
OT ♠ そうです。骨の上って感じしますよね？ で、ここは骨から外れたところ（前腕の筋腹部）です。
Pt ♣ はい、外れてます。分かります。
OT ♠ つまり、皮膚があって目で見ても分からないけど、触ると骨の上かどうかが感じられますよね？
Pt ♣ はい。（うなずいている）
OT ♠ という意味なんです。じゃ、もう1回お背中を触りますよ。
Pt ♣ はい。
OT ♠ ここは？ 肩甲骨の上か外れてるか、どうですか？
Pt ♣ 外れてる。
OT ♠ 骨の上じゃない感じなんですね？ ではここは？
Pt ♣ そこも外れてる。
OT ♠ 骨じゃない感じなんですね。
Pt ♣ はい。
OT ♠ 実は、ここは骨なんですよ。もう1回触りますよ。こんな感じ。
Pt ♣ あんまりはっきり分からない。
OT ♠ ちょっと強く押してみますよ。どう？
Pt ♣ あ、固い。分かります。
OT ♠ こっちは？
Pt ♣ 外れてます。

　この様子から、かなり強く押された際の抵抗感のようなもので、骨の固さを感じているのではないかという推察ができる。そこで、初めは、症例が分かるぐらいの強さで押して繰り返し、少しずつ圧を弱くしていくことにする。進め方はそのつど調整し、分からなければ少し強め、分かれば少し弱める、というようにして進めていく。

　そうして、軽く押しただけでも何となく区別がつくようになるまで継続した後、今度は、肩関節の下の部分を形づくっており、肩関節の動きによって大きく開いたり閉じたりする腋窩の感じをつかむ課題に進める。

課題4

目的 ● 腋窩のイメージを創る
課題の種類 ● 空間と接触を組み合わせた課題
使用する身体部位 ● 腋窩
使用する感覚モダリティ ● 運動覚、触覚
内容 ● 作業療法士が腋窩を触り、体幹か上腕内側部かを識別する。（図48）
準備 ● 左の腋窩で確認する。

  OT♠ ここが（左の）腋の下ですね。

  Pt♣ はい。

  OT♠ で、腋の下って、こういうふうにドーム状になってますよね？これが前側の壁（大胸筋）で、こっちが後ろ（三角筋後部線維）、そしてこっちの内側の壁は胴体、外側が二の腕の内側、大丈夫ですか？ くすぐったい？

  Pt♣ 少し、大丈夫です。

  OT♠ では、ここはどこだと思いますか？

  Pt♣ 腕。

左では問題なく回答できていることから、腋窩のイメージも想起でき、問題の意味も理解できていることが確認できたので、課題を開始する。

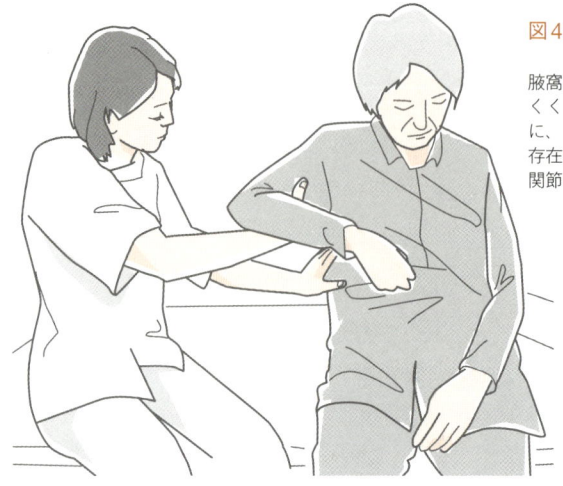

……・……

図48 ◆ 接触感から腋窩のイメージを創る

腋窩は肩関節の一部であるが、目に見えにくく通常は意識もしないことが多いために、イメージを創りにくい。しかし腋窩の存在感や動きが感じられてくることで、肩関節のイメージは明瞭になる。

OT♠そうそう、こんなふうに分かりますよね。じゃ、今度は右ね。
Pt♣分かるかなあ。
OT♠分からなくてもいいんですよ。探してみましょうね。
ここが、内側の胴体、こっちが外の二の腕、そして前と、こっちが後ろ、ここが腋の下の頂点、体温計とか挟むところね。（と、見てもらいながら軽く押していく）
Pt♣はい、はい。
OT♠じゃ、ここはどこかしら？　どこに感じますか？
Pt♣腕？
OT♠はい、腕の方を触ってみますよ。こんな感じ。で、課題はここ。腕でよさそう？
Pt♣はい、違うかな。
OT♠違うかもしれないって思うんですか？　実は胴体の方だったんですよ、両方とも似て感じたんですね。
Pt♣はい。
OT♠もう1回触らせてね。こっちが腕、こっちが胴体、どう？
Pt♣はい、今は分かります。
OT♠そう言われればそういう感じがする？
Pt♣はい。
OT♠それが大切なんですよ。じゃ、ここは？
Pt♣あ、胴体です。
OT♠そうそう、今度は少しはっきりしたでしょ？
Pt♣はい。分かりました。
OT♠ね、こうやって肩関節を動かすと、その腋の下が大きく広がったりわき腹が伸ばされたりするの、分かります？

　肩関節を、円を描くように大きく動かす。肩甲骨と肩関節が一塊になって動いていた状態から、肩甲骨が動かないで腕だけが動く状態に変化している（肩挙上を伴わない動きになっている）。つまり、大胸筋や上腕二頭筋の伸張反射が制御され、肩甲骨周囲筋も緩んでおり、肩関節のイメージが少し想起できていることによって、運動の分離が進んだといえる。

Pt♣はい、あ、分かります。広がって閉じる、はい。

column

肩関節亜脱臼に対する課題の提案

　上腕骨頭の亜脱臼は、棘上筋を中心とする骨頭の固定筋群が適正に作用していないために生じる現象であることから、その改善とは棘上筋群の適正な筋出力を学習するということになるが、患者は、初めは上腕骨頭も肩甲骨も腋窩も、全くイメージできないということが少なくない。したがって、いきなり棘上筋の筋トレなどを指導しても、随意的に筋出力を上げやすい僧帽筋などの筋トレになってしまう可能性が高い。そこで、力を入れることや動きを要求するのではなく、肩関節や肩甲骨の感覚情報を選択的に知覚して、上腕骨頭の動きを感じ取り、そのイメージを創ることができるように考えてもらう課題を提示するのである。以下に一例を示す。

［例1］
#1　身体部位：上腕骨頭
#2　感覚モダリティ：関節覚、運動覚
#3　内容：作業療法士が、他動的に上腕骨頭を関節窩に収まるように操作して、そのまま屈曲伸展内転外転、内旋外旋を行う。上腕骨頭の存在感や動いている感じを感じ取ってもらう。そして、例えば肩関節屈曲では上腕骨頭は後部に回転することや、伸展では前部に回転すること、外転では関節窩に入り込むように回転すること、回旋では骨頭が"ぐりぐり"と動く感じなどを感じ取ってもらう。

［例2］
#1　身体部位：肩関節
#2　感覚モダリティ：関節覚、運動覚
#3　内容：上腕骨頭を関節窩に固定した状態と亜脱臼状態とを繰り返し、その関節の感じを比較して、違いを感じてもらう。言葉で表現するか、そのどちらかを作業療法士が行って、どちらなのかを回答する。

［例3］
#1　身体部位：肩甲骨
#2　感覚モダリティ：運動覚、周囲筋の筋感覚
#3　内容：肩甲骨を内外転挙上下制などさせ、どのような状態か回答する。

［例4］
#1　身体部位：肩甲帯、肩関節

#2　感覚モダリティ：触圧覚
#3　内容：作業療法士が、肩や肩甲骨の周囲を軽く触りあるいは押し、その位置を回答する。例えば身体の絵や作業療法士の身体を見せて、「ここ」と指してもらう。

［例5］
#1　身体部位：腋窩
#2　感覚モダリティ：触圧覚
#3　内容：作業療法士が腋窩を触って、部位を回答する。例えば"体幹か上腕内側部のどちらか"問う。

［例6］
#1　身体部位：肩関節（肩甲帯を含む）
#2　感覚モダリティ：関節覚、運動覚
#3　内容：作業療法士が他動的に肩関節を動かして、空間に正方形を描き、その描き順を回答する。

　課題はこれら以外に何種類でも考案することができ、例えば関節の動きという空間的な知覚課題と、触られた部位の判別という接触課題を組み合わせて行っていくことが多い。
　課題を実施したり、作業療法士の上腕骨頭の動きや肩甲骨の動きを触ってもらったりして、自分の身体に注意を向けていくうちに、上腕骨頭や肩甲骨や腋窩もイメージできるようになってくる。上に挙げた6つの例の問題が正解できるようになってくると同時に、亜脱臼は改善してくることが多い。
　これは、身体像が改変して肩関節の視覚イメージ運動イメージが創れるようになったことを示し、結果的に棘上筋の筋出力を適正に調整できるようになった、と考えることができる。患者は、「肩の感じがはっきりしてきました」「ここ（大胸筋筋腹部）が突っ張っています」「（棘上筋筋腹部が）押すと痛いです」などと具体的にイメージできるような表現をするようになり、さらに腋窩の感覚がつかめるようになったことで、麻痺側で体温を測れるようになるなどADLが直接向上することもしばしばみられる。

　肩甲骨や腋窩、そして肩関節の動きが何となく感じられて、肩のイメージが創られてきたところで、肩から先の上肢全体のイメージを創っていく課題へと進めていく。

課題5

目的 ● 上肢全体の存在感を感じて、イメージを創る
課題の種類 ● 空間と接触を組み合わせた課題
使用する身体部位 ● 上肢全体
使用する感覚モダリティ ● 触覚、圧覚、視覚
内容 ● 作業療法士が肩から遠位に向かって触っていき、肘や手関節に来たと感じたら声かけをしてもらう。同様に手の方から近位に向かっても実施する。上肢の内側、外側など位置も変えて行う。また、目で見てもらいながら、見ながらであればそのような感じがすることを確認する。
準備 ● 左腕で実施して、肘や手関節の位置が識別できることを確認してから、右で開始する。

… ・ …

OT ♠ では、触らせてくださいね。ここが腋の下のところ、こっちが外側、ぐるっとこう筒状になってますよね。

Pt ♣ はい、分かります。

OT ♠ じゃ、下の方に進んでいきますね。肘のぐりぐり（肘頭や内側のしわの部分を触る）まで来たと思ったら声をかけてください。

Pt ♣ はい。

OT ♠ はい、じゃ動いていきますよ。せーの、スタート！

Pt ♣ …………………

OT ♠ ちょっと分かりにくかったですかね？ もうここ（手）まで来ちゃいました。

Pt ♣ ああ。

OT ♠ ちょっと見ながらやってみましょうか。いいですか。よく見ていてね。

Pt ♣ はい。

OT ♠ どうですか？ 見ながらだと感じます？

Pt ♣ はい、感じます。分かります。

OT ♠ そうですか。それも大切な情報です。

何回か繰り返していくと、症例が少しずつ目を閉じたり開けたりしながら確認している。

OT ♠ どう？

Pt ♣ はい、分かります。
OT ♠ じゃあ、もう1回やってみますね。いきますよ。
Pt ♣ はい。(閉眼する)
Pt ♣ あ、ここ。
OT ♠ お、見てみてください。ピッタリですよ。そうそう、少し分かりやすくなりましたね？
Pt ♣ はい。

　上肢の全体の分節的なイメージが、何となく想起できるようになったところで、上肢の動きも分かりやすくなってきている。そこで次は、肩関節の動きによって、腕や手がどのように位置を変えていくのか、という全体的な動きの視覚イメージを創る課題を行う。

課題6

目的 ● 肩関節の運動と関連する腕と手の動きのイメージを創る
課題の種類 ● 空間課題
使用する身体部位 ● 肩関節
使用する感覚モダリティ ● 運動覚、関節覚、視覚、(視覚イメージ)
内容 ● 肩関節を作業療法士が他動的に動かして、空間に図形を描く。初めは開眼で、次に閉眼で行う。
準備 ● 左肩関節で実施する。正しく回答できることが確認されたため、右で開始する。

…・…

OT ♠ じゃ、まずよく見ていてくださいね。いきますよ。形は丸か四角か三角ですが、そうじゃない変な形に見えたら、それはそれで仰ってくださいね。
Pt ♣ はい……丸だと思います。
OT ♠ はい、では丸を描きますね。こんな感じですが、丸が見えましたか？
Pt ♣ はい。
OT ♠ じゃ、次はさっきの問題をもう1回いきますね。こうです。
Pt ♣ はい、丸く見えます。
OT ♠ そうです。大正解。では、次は見ないでやってみてね。見なくても、何か

column

失語症患者への展開

　本文中では、重度の失語症を伴う症例は挙げていない。また、様々なやり取りについて、基本的には言語を用いている。しかし、右片麻痺であれば失語症や執行症を呈している患者が多く、本文中のようなやり取りは困難である場合も多い。しかし、実は、失語症でも十分に展開できる。そもそも、表出言語の基になる内言語は連合野間の情報の統合に際して産出されるのだから、体性感覚や視覚や聴覚といった異種感覚モダリティ間の情報の変換には、その内言語を介することになるため、本文中に挙げた課題の実施によって、内言語の訓練になる。ただし、言語以外の表出を利用する必要がある。例えば、視線、表情などである。言葉として出ているものが、患者の意図を表しているとは限らない。課題の正解となる言葉を発しても、目で見た時に「あーあ」と間違えたという表情をしたら、「少し違う感じがしたんですね」と確認するというような配慮が必要だろう。そういうやり取りそのものが言語訓練となる。

　しかしそれだけでなく、さらに失語症に特化した訓練の工夫をすることもできる。

　最近の研究では、手、特に指の巧緻性と言語の関連性が指摘されている。指特に母指の巧緻運動はブローカ野（ブロードマンの44野）で制御されている可能性があるという。そう考えると、失語症の患者が同時に失行症状を呈し、非麻痺側も含めて非常に拙劣な動き方をすることも説明がつくし、そのような患者に対して、言葉と手を別々に評価して課題を組むよりも、関係性を考慮した訓練を検討する方が適切であると言える。

　筆者が現時点で工夫している課題を、具体例として挙げておく。
1）文字－音声－身体部位のマッチング課題
　例えば"肘－ヒジ－肘の位置を触る"、紙に"肩、肘、手首、手のひら"などと書いた文字を読みながら、作業療法士が患者の身体に触れてその部位の文字を選ぶ、など。
2）文字－音声－方向－実際の動きのマッチング課題
　例えば、"上－ウエ－非麻痺側の手で上を指さす"などの課題である。指さしが困難であれば、作業療法士が手を上に挙げて、それを問うたり、あるいは患者の手を上に持ち上げて問うやり方など、患者の理解に合わせてアレンジするとよい。

3）身体部位同士の関係性のマッチング課題

　例えば、非麻痺側の手を用いて麻痺側身体の特定の部位を触ってもらう課題。「左手で右の肘を触ってください」「左手を右肩よりも上に挙げてください」など。

4）体性感覚のイメージを言語とマッチングする課題

　例えば、"ツルツル""ザラザラ""凸凹""ふわふわ"などと書いた文字を指しながら作業療法士がゆっくりと読み上げる。そして、それらに対応すると考えられる素材をよく触ってもらい、文字－音声と素材をマッチングしてもらう。

5）動きの質感をマッチングする課題

　例えば、"速い－遅い（ゆっくり）"などと書いた紙を見せて、それらの文字を指さしながら作業療法士が読み上げる。そして例えば指を握ったり開いたりする動きを、スピードを変えて見せ、その動きがどちらなのか指してもらうような課題である。あるいは、"小さい－大きい"として運動の範囲を問うものにしたり、"強い－弱い"として例えば机を叩く強さを判別するものなども考えられる。そして最後は、"固い－柔らかい"として動きの質感を問う。多くの患者が最も困難なイメージは、この"固い－柔らかい"であるように思う。作業療法士が空間に柔らかい動きで波線を描くように動かした手の動きと、ギザギザの角線を描いて見せてもよいし、例えば音楽が好きな患者なら、子守唄やワルツを歌いながら指揮をするように手を動かして見せ、次に行進曲に合わせて手を動かすなど、患者の志向性に合わせてアレンジする。

　そして、最終的には、これらの動きを患者自身に再現してもらう。大きい動きと小さい動きを「大きい－小さい」と言いながらあるいは文字を示しながら、その通りの動きを再現してもらうのである。

6）そこまで動きの質感を創り分けることができるようになったら、場面とのマッチングを行う

　例えば、運動要素としては同じようなワイピング動作でも、洗濯物のしわを伸ばそうとしている時の手の動きと、うつぶせに寝ている子供の背中をなでる時、といった選択肢を提示して、作業療法士のゼスチャーの意味を判別してもらったり、実際の両方の場面を想定して患者自身に行ってもらうのである。ほかにも、同じ握手でも、好意を持って「これから是非よろしくお願いします」という気持ちを込める時と「一応握手しておこう」ぐらいの気持ちの時の動きを想定することもできる。言うまでもないが、前者は母親である女性にイメージしやすく、後者はビジネスマンなどの男性にイメージしやすい。患者にとってイメージしやすい動きを想定することが大切であり、その際に、本文中でも述べてきたような詳細な評価が役に立つのである。

ここまでできれば、失語症もかなり改善していることが多く、無意識に多くの独語が出現することが多い。課題を行いながら「あれ、なんで」「なるほど、そういうことか」「こっち、こっち」「えっ、違う」など、言わば心の動きを表すような言葉が自然に聞かれるようになる。そして同時に手の動きもスムーズになり、麻痺側手指の動きが出現することも多い。また、非麻痺側手も、いわゆる身振り手振りが、無意識のうちに使われるようになる。結果として、コミュニケーションもスムーズになり、表情も変わる。決して一人では出歩くことをしなかったのに、突然一人で訓練に来られるようになることも経験している。それは、ただ電車に乗るなどの動作能力だけでなく、病院に着いたら受付で診察券を出したり、支払いをするなどの様々な動作のつながりによる一連の行為（病院に作業療法訓練を受けに行く）に対する了解ができていることを意味している。つまり、失行症状も改善してきているということである。

　患者にとって、一人で出歩けないということは、単に不便なだけではなく、自分自身への疑いやはっきりと問題が分からない漠然とした不安や不満があるのではないかと思う。そして、「何となくできる気がする」（と、多くの患者が異口同音に口にするのだが）と感じられる根底には、自分自身で行為を創っていくことができそうだという感覚があるということである。それが自分自身の核のようなものなのではないかと考えている。実際に、「(病前みたいに) すごく口うるさくなりました」「病気になって以来、初めて夫婦喧嘩をしました。気がついたら喧嘩していて驚きました」「笑顔が見られるようになりました」「今までは、何でも私の言う通りだったんですけど、最近いろいろと自分で決めることが多いんですよ」「できないことは頼んでくるようになりました」などの言葉が、家族から聞かれることが多い。

　自分で、自分の行為を選択して決定するという、そんな当たり前のことができるようになるということと、単に動作能力が上がるということとは違う、このことこそが、患者のQOLを向上させることになるのではないだろうか。

　　　　の形が見えますかね？
Pt♣……四角の感じ。
OT♠はい、四角をやってみます・・・どうでしょうか。
Pt♣はい。
OT♠ではさっきの問題ね。どうですか？
Pt♣違いました。丸です。

OT♠では丸もやってみます。こうです。
Pt♣違いました。四角です。
OT♠丸の後にやると四角に感じて、四角の後にやると丸に感じちゃうんですね。
Pt♣はい。
OT♠では見てみてくださいね。こんな感じです。どう？
Pt♣四角でした。
OT♠そうですね。最初の回答で合っていたんですね。でも何だか違う感じがしたんですね？
Pt♣はい、はっきり分からなかったので。
OT♠なるほど。でもはっきりじゃなくていいんですよ。第一印象というか、直感的なところでいいんです。
Pt♣はい。
OT♠じゃ、もう1回、直感よ。
Pt♣三角。

今度は、あまり考えないで即答できている。そこで、あえて正答との比較を行わないで、進める。

OT♠じゃ、次、正解は後でまとめてお伝えしますね。
Pt♣はい。
　これは丸と思う。
OT♠はい、ではこれは？
Pt♣これも丸っぽい。
OT♠はい、3問中2問正解です。2問目が実は四角だったんです。でも2問は正解ですよ。
Pt♣うーん。
OT♠でも、じっくり考えるよりも正解が多い気がしませんか？
Pt♣そうかなあ。はい、そうですね。でもはっきり分からないんです。
OT♠はっきり分からなくてもいいと思いますよ。リアルな感じは、後からできてくると思います。今はまだ、はっきりしないけどこんな感じかな、でいいんですよ。その積み重ねで正解が多くなってきた時に、リアルな感じが出てくると思います。肩が動いているかいないかだって、初めは曖昧だっ

たけど、今はどうですか？　動いているか動いていないかは、はっきりしてるんじゃないですか？
Pt♣　はい。それはそうですね。
OT♠　ね、そうでしょ？　こういうことも、きっとはっきりしてきますよ。

〜＊〜

　このような課題を続けていくうちに、少しずつ肩関節のイメージが創れるようになって亜脱臼も少しずつ改善し、半年ほどで消失した。棘上筋の筋収縮が適切に制御されて、肩関節運動時に骨頭がしっかりと関節窩に固定されるようになり、上肢全体のイメージも創られてきて、自動運動も出現していった。

　しかし、その自動運動の動かし方が、左半側の身体に力を入れて動かすようなストラテジーを取っており、動きも屈曲パターンの影響が少し入ってしまい、肘関節が若干曲がってしまう。したがって、その分離を促すような課題を通して、左半身で右上肢を動かすやり方を、右で右を動かすやり方に変えていくことが必要である。身体の左右対称性を考慮しながら、左右肢が同時にペアとして動くことを経験してもらう。例えば、右手を作業療法士が介助して動かして、それを見ながら左右対称になるように左手を動かす課題などが考えられる（例えば、ハート形を真ん中のくびれたところから両手で描く等、対称的に動きながら、1つの情報にまとめる）。また、動作の選択肢を増やしていく経験として、例えば立ち上がる際に、途中で止まったり、完全に立ち上がらずに途中から座るなど、一つの動作でも多くの選択性があることを体験していく課題が考えられる。

症例5　肩の痛みで行為を創れない症例
（右被殻部出血；左片麻痺）

1　外部からの情報と観察〜どのように動くのか

　60代女性、発症から約6か月の右被殻部出血による左片麻痺。急性期、回復期において運動イメージを介した訓練を経験してきたため、足底の触覚と足指の関節運動覚、触覚で軽い低下が観られているほかは、体性感覚はおおよそ正確に知覚できている。しかし肩は痛みのために動かすことができずROM測定不能であり、上肢帯全体を、防御性収縮と思われる強い筋収縮で固め、自動的にも他動的にも、全く動かすことができない。

運動単位の過剰な動員は、僧帽筋、棘上筋、棘下筋、小円筋、肩甲下筋、菱形筋などの肩甲骨周囲筋と、大胸筋、小胸筋、広背筋、三角筋、烏口腕筋などの肩関節周囲筋、そして上腕二頭筋、上腕三頭筋の肘関節筋で認められている（肩関節挙上内転位、肘関節90°屈曲位にて固めている）。前腕以遠は意識すれば動かすことはできるが、通常は中間位、手指は全指把握状態で固めている。広背筋群の過剰な筋収縮によって骨盤が引き上げられ、歩行では股関節の動きではなく骨盤全体で振り出すという、異常な運動スキーマが出現する。尖足内反は観られない。BRSは上肢は痛みのため測定不能、手指Ⅴ下肢Ⅴである。

　症例の主訴は、最大の問題でもある麻痺側肩の痛みの改善である。痛みは非常に強く、座位でも常に左肩甲帯全体が過剰な筋出力で固められ、骨盤も引き上げられた状態となり、左殿部が浮いているが、そのような状態は感じられていない。立位、歩行、寝返りなどの動作も、途中で動作が止まってしまうほどの強い痛みによって動き方が規定されている。痛みについては、「常に痛い」「何か動いた際には、ツーンと痛みが走り、そうなるとどうにもならない」と語り、痛みの箇所は上肢帯全体であり、特に肩甲骨と肩関節周囲筋の筋腹部に目立っているが、"ツーンと走る痛み"は上腕二頭筋や上腕三頭筋の走行にも沿っており、これらの筋群の異常な筋出力の高まりも痛みとして知覚されていると考えられる。

　伸張反射や放散反応の異常な亢進は観られないが、防御性収縮と考えられる強い筋収縮が、作業療法士が左側に近づくだけで強まるなど、痛みに規定された動作様式になっている。また痛みのために寝返りもできず、夜の安眠も妨げられている。訓練室でも背臥位になろうとして「う、痛い」と痛みが走ると、冷や汗をかくほどの強い痛みが続き、動くこともできなくなることがある。手そのものは痛み、腫脹などはなく、自律神経的な症状も観られていない。また痛みのイメージが先行してあらゆる動作が行えなくなるようなCRPS（複合性局所疼痛症候群）のような所見も観られない。

　高次脳機能に問題はみられない。

2　その内部にあるものの観察～なぜそのように動くのか

★どのように感じるのか
　個々の身体感覚は正確に感じているが、常に強い肩の痛みを感じている。例えば、肩ではなく僧帽筋や板状筋などの頸筋の筋痛や上腕二頭筋などの筋痛も、すべて"肩の痛み"として感じられている。

★どのように注意を使うのか
　痛みが強く、他の感覚に注意を向けることがしづらいが、できる。通常は痛みの感覚に注意が向き続けている。
★どのようにイメージを使うのか
　すべての動作が、痛みのイメージを伴って想起される。痛みのない動きのイメージが想起できない。

3　病態の理解〜何が問題なのか

　被殻部出血の影響を受けて変質していた感覚情報の統合機能は、発症直後から回復期病棟までの身体感覚を介した訓練の結果、かなり回復している。個々の身体感覚はほぼ正確に知覚でき、運動麻痺も指の動きに至るまで分離した動きが可能である。

　しかし左肩については、肩関節における上腕骨頭の動きのイメージが不適正のままに肩甲骨と一体化した状態での肩の動きを学習してしまい、そのために骨頭の動きが入らない状態で動かそうとするやり方を創り上げてしまったと考えられる。そのまま無理に動かそうとして上肢帯全体の筋群を強く収縮させるプログラムが成立してしまい、拮抗筋同士が同時に強く収縮して、その筋肉痛による痛みにより、左半身全体を一塊に固めた状態が定着してしまったと考えられる。身体像における肩のイメージが"動かすと痛いもの"として定着したために、動かないように周囲筋を働かせて固定しようとする防御性収縮が強まって、動かせなくなっている。そして、例えば広背筋などは肩の動作筋であると同時に背中をつくり、骨盤に停止しているために、その状態で歩こうとすれば、上肢と上部体幹を一塊に固めた状態で骨盤ごと引き上げてしまうために、ぶん回し歩行を呈していると考えられる。

　このようなイメージの変質の背景には、症例が非常に高い身体運動イメージを持っていたことも一因と推測された。元々エステ関係の仕事をされており、クライアントの顔の凹凸や肌の肌理などを手の感覚で感じ取りながら仕事をしていたと語っている。また幼少より踊りを習い、身体全体の運動イメージ能力も高い。このような高いイメージ能力が、経過の中で生じた肩関節の痛みのイメージをより強く学習することになってしまったと考えられる。そして、肩関節の関節覚、運動覚、触覚などすべての体性感覚を、痛みと結びつけて知覚するようになり、動こうとすると痛みのイメージが先行して防御性収縮が高まり、さらに痛みを生じることになり、さらなる肩のイメージの変質が進んでしまったと考えられる。

4 治療を組み立てる

以上より治療方略は、肩の体性感覚情報に注意を向けないで、無意識のうちに運動のコントロールに利用することを、課題の中で経験していく。そして"動いても痛みを感じない経験"を通して、肩関節のイメージを痛みのない肩に変えていくことを目指す。その結果、四肢体幹の分離が進んで、現在有している高い運動機能を発揮でき、ぶん回し歩行も改善すると考えられる。

まずは痛みの軽減、解消を第一の目的とする。

課題

目的 ● 注意を、肩関節の動きや存在感ではなく、手の向こう側に向ける。肩関節の体性感覚そのものを感じ取るのではなく、むしろそれを前景化させないで利用して身体の向こう側の物を感じ取る。肩関節は、そのように向こう側を探るための手段として知らないうちに動いているという構造にする。結果的に"どのように動かしても痛くない"経験を創る。

課題の種類 ● 空間と接触を組み合わせた課題

使用する身体部位 ● 肩関節、肘関節、手指、手掌部

使用する感覚モダリティ ● 運動覚、触覚、(視覚イメージ)

その1:素材の配列

内容 ● 4種類の異なる素材を貼り付けたプレートを2組準備する。低い机などの水平面上に、縦横2枚ずつの正方形状に並べ、座位で、それを、見ないで自動運動にて触り、配列を回答する。回答は、右手で、同じものを用いて配列を再現する。最後に視覚で確認する。最初は肩の痛みがそれほど感じられない位置から始め、ずらしていく(患者に求める回答は素材の配列だが、その配列を知るためには、肩関節が動かなければならない。症例は手指に感じる接触感に注意を向け、肩関節や肘関節の動きは無意識のうちに行うことになる)。(図49)

準備 ● 右手で実施して、素材と並び方が自然に組み合わされて、配列を再現できることを確認し、左手で開始する。説明はあえて加えず、「ね、こんな感じに分かりますよね? そういう感じですよ」と、肩関節や肘関節がどう動いたかに注意を向けさせないように工夫する。

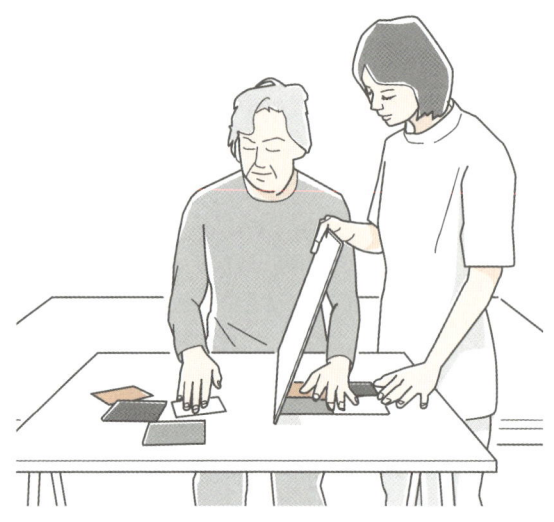

図49◆素材の配列に注意を向けることを通しての経験
注意を、痛みのある身体ではなく、机上に並べられた素材の配列という外側に向けることを要求している。この場合、運動そのものは意識にのぼらず、運動は素材を判別するための手がかりを得る手段となっている。

……

　最初にどこの位置にプレートを設置するのか考慮する必要がある。まずはほとんど痛みを感じない位置である左大腿部上から開始して、身体のすぐ近くから遠方へと、方向も前方から側方、後方へと症例が触っているうちに、少しずつ何も言わないで、位置を移していくやり方で、徐々に拡大していく。

　　OT♠ではやってみますね。ここです。

　症例の左手を、プレートが並んでいる位置に動かして触らせる。その後少し介助しながら動きを誘導する。

　　OT♠ここが1つ、こっちが1つ、そしてここが3つ目でここが4つ目、四角に並んでるのは分かりますか？
　　Pt♣はい、分かります。あら、どうかしら。ここが右上ですよね？
　　OT♠そうですよ。で、そっちが左上ね。
　　Pt♣はい、分かりました。こうですね。（右手で再現する）
　　OT♠おみごと。大正解。では次の問題ね。

　このようにしながら、少しずつ位置を肩関節外転位、伸展位などの遠い位置にずらしていく。症例はそのことには気づかず、触っている物の方に集中しており、痛みを訴えたり、防御性収縮によってプレートに触れないということもなく継続した。

その2：矢印の方向

内容 ● 矢印の形に切り取った厚紙を貼り付けたプレートを準備する。作業療法士が、それを身体の様々な部位に設置する（面も、水平面、矢状面、前額面すべてに設定する）。それを、見ないで触り、矢印の向きを判別する（'その1'の課題と同様に、注意は指先で探る矢印の視覚イメージを創ることに向いているが、そのためには肩関節も肘関節も手関節もすべてが動かなければならない）。（図50）

準備 ● 右手で実施する。大腿部上や肩峰部に水平面として設置したり、腹部や腰

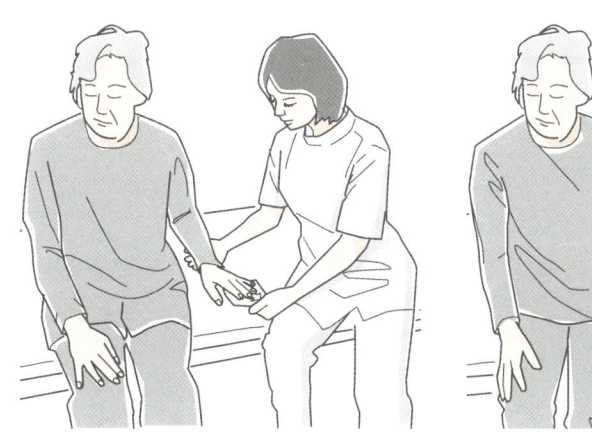

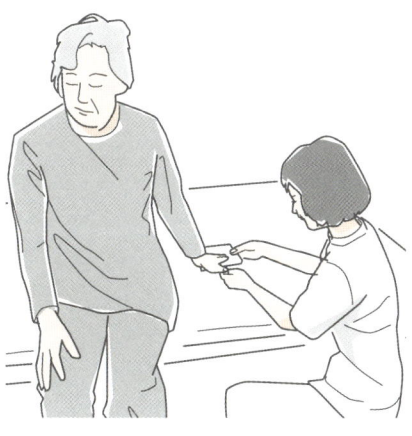

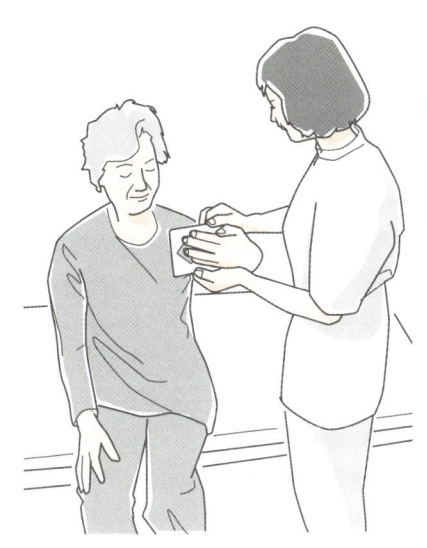

図50 ◆ 矢印に注意を向けることを通しての経験
矢印の向きに注意を向けることで、肩関節の運動は意識にのぼらず、情報を得るための手段となっている。

部に前額面として設置したり、側腹部や耳に接するように矢状面として設置して、試みる。また身体から距離を離して設置して、それらすべてに回答できることを確認して、左手で開始する。

……

　OT♠じゃ、次はこっちでやってみますね。これ、矢印です。まず触ってみて。

"左"という言葉は症例に、左肩を動かすことになると注意を喚起してしまう危険性があるため、あえて使わずに進めていく。

　Pt♣あ、はい、分かります。はい。
　OT♠じゃ、この矢印がどっちに向いてるかですよ。例えばこうなら、前、こうなら右ですね。で、こんなふうに置いたら、面が変わりますね。(水平面、矢状面、前額面を示す)
　Pt♣ああ、なるほど。これだと上ね。こっちだと前。
　OT♠そうです。じゃ、いきますよ。今度はこれです。

この課題も同様に、様子を見ながら少しずつ遠くや上の方にずらしながら、進めていく。

　OT♠これは？
　Pt♣うーん、横、右ですか？　意外と分からないもんですね。
　OT♠見てみてください。ほら、そもそも左右ってことはないんですねー。(矢状面上であることを示す)
　Pt♣あらー本当。あらやだ。前なんですか。

このようなエラーは、肩関節の内外旋位によって手の向きが変わった時によく観られ、症例が通常、痛みのために肩を動かせないでいることから、回旋したイメージを想起できなくなっていることによるものと考えられた。それでも、繰り返していくと少しずつイメージできるようになり、それに伴い回旋の角度も拡大した。

　OT♠ね、見てみて。実は、こんなところでやってたんです。すごくない？
　Pt♣あらー、嘘みたい、全然痛くないのに。あら、動きますよ。こんなに。
　OT♠痛くないでしょ？
　Pt♣すごい不思議です。見て、ほらこんなに。(と、家族に示している)
　OT♠今、矢印に夢中で、肩の動きなんて考えてなかったでしょ？

Pt ♣ あ、はい。そう矢印に夢中でした。
OT ♠ ね、そもそも体って、そういうふうに無意識に動かすものですよね？ 例えば物を取ろうとしたら、注意は物の方に向くでしょ？ それを取ろうとする手に向くってことはないですよね？
Pt ♣ そうですね。今まで、どうやって動かすかってことしか考えてなかったですね。そうか、そうですね。考えないですね。

　これらの課題では、意識を身体の向こう側である素材の質感や矢印の形と方向に向けることが重要である。症例は、他動的に動かそうとすると、動かす前から痛みの増悪を訴えたが、このような課題では、触っているものの質感とその配列状態や、矢印そのものに注意を向け、自動的に肩関節も動かして、その方向や形の判別を行っていた。つまり、動かすことが目的ではなく、触れたものを判別することが目的となり、動かすことはその目的を達成するための手段となっており、そのような経験をすることが、この課題が狙う内容となっている。そして、徐々に、身体から遠いところに設置していくことで、関節の動きの角度も拡大していった。セッションの最後に、無意識にこれだけの距離を、痛みなく動かすことができたことを確認すると、症例は毎回大いに驚いた。そして、その領域では「動かしても痛くないこと」を知り、また驚いていた。

〜＊〜

　その後は、同様の形式で様々な課題を行い、順調にROMも拡大した。肩のイメージも"痛い肩"から"周りの筋肉が突っ張っていて固いけど、痛くはない肩"に変わっていった。肩の痛みが解消したことで、ADLでも両手を使えるようになり、起居動作なども全く痛みなくできるようになった。夜もぐっすりと眠れるようになり、楽になったと話してくれた。

　そして肩甲骨や肩関節を動かせるようになると同時に、広背筋など腰背部の筋群も緩んで可動性が生まれ、上半身と下半身の分離が促された。結果として骨盤の引き上げも解消して股関節が動かせるようになって、ぶん回し歩行ではない股関節と膝関節の屈曲を伴った歩行に変化した。症例は「足がちゃんと前に出せるようになりました」と語り、階段や坂も問題なく歩けるようになった。足底の触覚や足指の関節覚や触覚についてはまだ軽い低下が残存しているが、しっかりと地面に接することができるようになったことで、足底の向こう側の床（地面）が感じられるようになり、歩容が改善したと考える。

症例6 強い力で全身を固めて身体が変形した症例
（右被殻部出血；左片麻痺）

1 外部からの情報と観察〜どのように動くのか

　80代男性、数年前発症の右被殻部出血による左片麻痺。回復期病棟を退院時には、内反防止のための装具を装着して毎日1キロメートル以上杖歩行をしていたとのことだが、徐々に歩けなくなり、車椅子に座っていることも、全身とくに腰の痛みのためにできなくなってきているとのことで、「せめて食事時間中ぐらいは、ずっと座れたらいいと思います」という妻の希望と、本人の「少しでもまた動けるようになりたい」という希望で開始となった。

　BRSはⅢ-Ⅲ-Ⅲで、下肢は完全な伸展パターン、上肢は屈曲パターンであった。しかし何よりも、体幹の円背・前屈が強く、触知してみると胸郭の第12肋骨が骨盤の後部に入り込んでおり、臍は、どこか奥に入り込んで触知できない状態であった。下肢伸展パターンの状態で座るため、まず骨盤が後傾し尾骨あたりが座面に強く押し付けられ、かつ円背の凸の頂点が背もたれに押し付けられていた。体幹は強く弯曲して、座位では胸部と大腿部が平行に近くなるほどの変形であった。左上肢は上肢帯挙上、肩関節内旋外転、肘関節屈曲、前腕回内、手関節手指屈曲位となり、手背部が左鎖骨あたりに位置した状態で拘縮していた。

　右下肢は股関節膝関節屈曲で引き込み、後方に行こうとする重心を前方に引いていた。左下肢は伸展、内反尖足が著明であった。骨盤が後傾し円背による重心の後方への落ち込みを、右股関節屈曲と頸部の前方突出で、前方に戻そうとしており、体幹だけでなく頸部の可動性も全くなかった。各関節は他動的に動かそうとしても、ほとんど動かず、すべての関節に拘縮が観られた。足指は、中足趾節関節が過度に伸展し、近位遠位の趾節間関節が強く屈曲して指先が床に接地できない状態となっており、しかも5本の指が絡まっている状態であったために、靴の着脱も非常に苦労しており、開口部が大きく開き、かつ柔らかい布製の靴しか履くことができなかった。非麻痺側である右半身も過剰な筋出力状態で固めており、筋腹や皮膚も可動性や緩みがなくなっていた。特に股関節は90°近い屈曲位で、それ以上伸展することができなかった。

　感覚障害も重度に認め、自分の身体が上記のように変形していることも感じられていなかった。体幹も左右共に触覚圧覚すべて知覚困難であり、左上下肢は触圧覚

に加え、関節の動きも筋感覚も、全く感じ取ることができなかった。「膝から下は消えてる」と語り、見ていても感じられないとのことであった。右上下肢でも感覚は低下しており、例えば膝関節が動かされたことは分かるが、その度合いやスピードなどの細かい情報は曖昧であり、股関節や足関節も動いた感じはするのだが、どの方向に動かされたのか識別することはできなかった。手や足底の触圧覚にも低下が観られ、触っている物の質感や硬さを識別することが困難であった。足指は左側同様の変形が観られるほど強い足外筋群の筋出力で固めていたが、その変形を感じることもなかった。

　ADLは、すべてにわたり妻の介助が必要であった。全身の姿勢が全く変えられないことから、背臥位はとれずに、常に右側臥位で寝ているが、腰や大腿部の痛みの訴えが強く、多い日は2時間おきに妻がさすったり薬をつけるなど、質量共に介護が重い状態であった。洗体でも、固くなっている身体を伸ばしながら行うことは、妻にとっても非常に大変なことであった。そして、背臥位をとれないために、床屋にも行けず、歯医者でも適切な治療を受けることが難しい状態であった。介助歩行は数歩可能であったが、歩容は、杖を右足からかなり離れた位置に斜めについて強く地面に押し付け、その杖と右足の中間に重心を落として、左足をぶん回すようにして振り出して強くたたきつけるように接地するが、内反尖足位になりやすく、そうなるとさらに杖を斜め下方に押し込んで左足を踏み込もうとするような歩容となっており、強く押し込めば押し込むほど内反尖足が強まり、かつ体幹も強く前屈方向に屈曲してしまい、数歩歩くのも大変な状態であった。さらに右環指・小指の根元にそのような杖の強い押し込みが原因とみられるバネ指が形成されており、痛みが出現していた。

★伸張反射の異常な亢進
　麻痺側のすべての筋において亢進している。他動的に動かそうとすると、動かし始めから強い抵抗感がある（例えば肘関節であれば、屈曲も伸展も強い抵抗感がある）。

★異常な放散反応
　例えば大胸筋を伸張すると、僧帽筋、上腕二頭筋、回内筋、手関節手指屈筋群、股関節、膝関節伸筋群、足関節底屈筋などに強い収縮が観られるなど、多くの放散反応が出現する。

★異常な運動スキーマ
　例えば立ち上がろうとすると、右足を手前に引いて股関節と膝関節で強く真上

に立ち上がろうとし、その際に左側は上肢屈曲パターン、下肢伸展パターンを強めるような筋出力調整となる。どのような動作においても、常に同様のパターン強化を伴うような動き方のスキーマが形成されている。

★運動単位の動員異常

　非麻痺側のすべての筋や、頸部・体幹の筋で、過剰に動員されている。

　このようにして、四六時中、過剰な筋出力で固めている状態で過ごしていたために、常に疲労していた。また、上述のような変形のために胃は奥に押し込まれ、なかなか食事が十分に取れず、さらに体力が低下して動きにくくなるという状態であった。

　知的な側面に問題はなく、年齢以上に高く保たれている。高次脳機能障害も認めない。介護保険は要介護3である。

2　その内部にあるものの観察～なぜそのように動くのか

★どのように感じているのか

　身体について、非麻痺側であってもリアルな実感が乏しい。麻痺側や体幹については、その存在感を感じることも難しく、変形している感じや固さなども感じられていない。その動きや触圧覚などについても困難である。痛みは感じているが、その部位を特定することはできない。また筋肉痛のような痛み、突っ張っている感じの痛みなど、痛みの質感を区別することはできない。上肢は肘から先、下肢は膝から先が消えている、と感じており、見ていてもその存在感も感触も感じられないとのことである。

　常に正中位よりも少し右を向いているが、正面を見ていると感じており、身体の対称性は感じ取れない。

★どのように注意を使うのか

　視覚情報や聴覚情報では、示された部位や方向に注意を向けることができるが、体性感覚情報ではそれらに注意を向けること自体が難しい。非麻痺側の体性感覚情報にも注意を向けることは難しい。常に、"足がひっくり返らないか（内反にならないか）"ということについて注意を払っているものの、その注意は左足の視覚情報にのみ向けられている。歩いている時は、さらにそれが強まり左足を見ることに集中しているため、周りからの声も聞こえなくなっている。

★ どのようにイメージを創るのか

　身体については視覚イメージも運動イメージも非常に難しい。例えば麻痺側の肘関節が伸びている形を想像するといったことも難しい。「両手で何かをしているところを想像できますか？」という問いにも何も答えられなかった。訓練の過程で徐々に痙縮が軽減して回外位をとれるようになり、指が伸展した際にも「こうやって見ても、手のひらが見えるなんて、俺の手じゃないみたいだよ」と表現した。

★ どのように言葉を使うのか

　言語的な表現は多く、実際に感じたことや感じられないことなどについて表現することができる。

★ どのように記憶しているのか

　元々プロスキーヤーであり、そのことは忘れていないがスキーを滑る際の身体感覚はイメージできず、語ることもできなかった。また若い頃は数種類の楽器も操っていたのだが、それらの記憶は全く思い出すことができなかった。後日、例えば肩関節の動きが可能になってきた頃に「俺、そういえば昔、バイオリンやっていたんだよ。なぜ忘れていたんだろう。まだ屋根裏にあるはずだよ」などと思い出したが、初めの頃は片麻痺以前の身体の記憶が想起できなかった。

★ どのように考えるのか

　体性感覚を感じようとすると、何か身体に生じたわずかな変化を見つけて、それを基に感覚の意味を割り出すような思考が強くみられた。単純に感じるというよりも、その変化を分析して回答を割り出すような感じであった。

★ どのように学習するのか

　1回のセッション中に、明らかな変化が起きることが多く、学習能力は高い。また前回行った内容については、できるようになっていることも多かった。

3　病態の理解～何が問題なのか

　症例は、脳損傷によって、身体感覚の重度の低下があり、知覚を介して床面や座面との関係性を創ることができない状態で、歩行や座位保持を行っていた。床が感じられないために、下肢全体の強い筋出力で固めることで"しっかり安定する"感覚を創っていったと考えられる。膝関節が感じ取れないために、膝がどう動くのかが予測できず、"何の前触れもなく突然膝が曲がってしまう"という膝折れ経験を繰り返し、膝折れしないように膝関節も固めてしまうことが学習されたと考えられ

る。そのように繰り返した結果、左下肢は強い筋緊張で関節の動きを止めて一本棒にして荷重することを学習し、さらに全身の筋出力を上げて身体全体を一塊に固めて動く動き方が定着してしまった。そのような過剰な筋出力は、様々な放散反応を誘発して、下肢の伸展パターンと上肢の屈曲パターンを、より強める結果となってしまった。内反尖足が強まれば、地面にどう押し込もうとしても足底が接地できないために、麻痺側下肢に荷重しないように、杖を身体から遠い位置につき、杖と身体が三角形の両辺をつくるように身体を斜めにして歩くようになった（このような歩容であれば、重心を三角形の頂点である杖と非麻痺側下肢の間に置くことができる）。そして、そのように前足部を地面に押し込んで歩こうとすれば、前方に行きそうになる身体のバランスを取るために、前屈・円背や頸部の前方突出が強まって、結果的に体幹の前屈姿勢が強まり、前述したような身体変形を起こしていると考えられた。

　歩行に限らず、症例の動作のありようは、すべてにおいて身体をできるだけ一塊にするような強い筋出力で構築されていることが、問題の根底にある。

4　治療を組み立てる

　以上より、まず身体そのものの存在感を創っていく必要があるが、それは過剰な筋出力状態で感じ取る筋感覚情報による身体の存在感ではなく、できるだけ筋出力が低下したリラックスした状態であっても感じ取ることのできる存在感でなければならない。そのためには、症例が今まで行ってきたような"懸命に考えて創りだす身体感覚"として最もアクセスしやすい、筋出力を過剰に高めた時の筋感覚ではない情報を利用していかなければならない。そして、身体そのものに注意を向けるというよりも、身体と関係性を持っているもの（床面や物、マットなど）に注意を向けて、結果的に身体の存在感が構成されるように、工夫する必要があると考える。

　何よりも第一に、楽に背臥位になれるということを目標として、体幹、下肢の課題から開始していくことにする。しかし背部は視覚的に確認できないこともあり、症例にとってイメージ想起はかなり困難である。そこでまず背臥位で寝るために必要な身体面である背部の存在を感じ取るための課題から開始する（課題1）。ただし、課題の途中でも、あまり細かく求めずに、症例の注意を強く筋感覚に向けることを避けながら実施するように工夫する。続いて、下肢のイメージを創り（課題2, 3）、足底で床を感じ取ること（課題4）を通して、床を踏み込まないでも立って歩ける機能的な下肢を目指していく。

課題1

目的●身体特に背面の存在感を感じ取る
使用する身体部位●背中、腰部、殿部、上下肢の背側面
使用する感覚モダリティ●触覚、圧覚、筋感覚、関節覚、運動覚

その1：作業療法士に触られることの感じ取り

課題の種類●接触課題
内容●座位で、作業療法士が症例の身体を触り、触れられているかどうかを判別してもらう。
準備●まずは目で見てもらいながら、身体前面の感じ取りから開始する。右半身の体幹上下肢で行い、身体の配列の感じをイメージできることを確認してから開始する。

… ・ …

OT♠よく見ていてくださいね。ここ（非麻痺側の胸や背中）をこんなふうに触ると、どう感じますか？
Pt♣触れてることが分かるよ。
OT♠そうですね。じゃ、こっちの左側はどうですか？（と、胸を触る）
Pt♣ああ、こっちは分かんないんだなあ。感じないよ。
OT♠もう1回ね。こうよ。

繰り返していくと、少しずつ感じられるようになってくる。そこで、背部に移る。

OT♠お背中ですが、どうでしょう。
Pt♣そっちは全然感じないよ。
OT♠（図を見せて）今ここらあたり、背骨のあたりですよ。ほら、さすってますが、どうでしょうか？
Pt♣うーん、分からないもんだな。

症例の思考の特徴を考慮し、あまりそこだけに集中して行わないで、他の部位に移る。

OT♠じゃ、お背中はこの辺にして、次は腕ですよ。ここが肩、そして二の腕ね。さっき、右腕でやったみたいに触っていきますよ。どうですか？
Pt♣分かんないねえ。

OT♠ちょっと動かしてみますよ。これが肩を広げたり閉じたりする動きです。
Pt♣ああ、動いてるね。
OT♠これが肘ね。
Pt♣分からないな。
OT♠これが前腕のひねりね。でここが手首よ。
Pt♣うん、今ちょっとだけ感じたよ。手のひらに痛痒い感じ。
OT♠そうですか。手に感じたんですね。すごいですね。手って分かったんですね。
Pt♣ああ、そうだね。手に感じたよ。そうか、そういうことか。

手の存在が少し感じ取れたため、上肢はここでいったんやめて、下肢に移る。上肢のイメージもまだ不十分であるが、ともかく四肢体幹という身体全体の存在感を感じてもらうことを先行する。

OT♠じゃ次は脚ですよ。何といっても歩くには足の存在感が必要ですものね。感じられない身体を動かせるわけがないですよね。
Pt♣そうだな。ほんとにそうだ。
OT♠では太ももです。(右) こっちはどうですか？ 見ないで、感じてみてね。
Pt♣うん分かる。こうさすってるね。
OT♠そうそう。では裏側ね。太ももの裏側。
Pt♣うん、裏側だね。
OT♠じゃ、ここが膝、で、むこうずね、こっちがふくらはぎ、どうですか？
Pt♣うん、分かるよ。ふくらはぎね。

ざっと進んだところで、麻痺側に移る。

OT♠ここが太ももです。
Pt♣分からないな。
OT♠こっちが太ももの裏側ね。今触ってます。今離れました。どうですか？ 違いあります？
Pt♣うーん、変わらないなあ。
OT♠ここが膝、ここがむこうずね、で、ふくらはぎです。
Pt♣分からないなあ。

OT♠膝を動かしてみますよ。どう？ 曲がって伸びて、曲がって伸びて・・・・
　　　Pt♣全然感じないよ。俺は膝下がないよ。
　　　　（目を開けて、自分でも触りながら）見てても感じないよ。全く消えてるよ。

　なかなか感じ取れない状態が続いたが、何回か継続していくと、少しずつ感じられるようになってくる（接触感ではなく、「ジンジンするよ」という表現ではあったが）。背中が背もたれに当たっていることも、何となく感じられるようになった。
　もう少し進めて、例えば背中に図形を描いて判別したり、上下肢をさするのも"縦にさすったのか横にさすったのか"判別するなど空間課題との組み合わせも実施する予定であったが、見込みよりも身体そのものの感じ取りが難しく、とりあえず接触課題のみで、次に進むことにする。
　次はマット上に背臥位になる設定を開始する。

その2：マット面を感じ取る

課題の種類●接触課題
内容●マット上に背臥位になり、背中や殿部でマットの存在を感じ取る。
準備●背臥位とはいっても、まだ腰がほとんど直角に弯曲しており、身体全体がUの字のような形である。枕をいくつも使って背中の下や頸部の下、頭部の下に高さをつくって乗せ、膝下に高い三角マットを入れて、ポジショニングする。その状態で枕やマットに接触している感じを探してもらう。

　　　OT♠どうですか？ 大丈夫？
　　　Pt♣うん。何とかね。
　　　OT♠どうでしょうか。枕のちょっとごつごつした感じは分かりますか？
　　　Pt♣いや、分からないよ。
　　　OT♠ちょっと上から軽く押してみますよ。
　まずは感じやすそうな頸部を軽く枕に押し付ける。
　　　Pt♣うん、当たってるね。
　ようやく後頭部や後頭部が枕と接触している感じが感じられてきたので、体幹で開始する。
　　　　　　　　　　　…‥…
　　　OT♠分かります？ じゃ、この辺は？

column
患者への声のかけ方の工夫

　課題遂行中に、どのように声かけすることが、患者の思考の整理に役に立つのだろうか。

　患者は、本文中で述べたように、病気によって自分の身体の動かし方が大きく変わっていることに気がついていないことが多い。担当医師から聞いた説明によって、脳の血管が詰まって、あるいは破れて出血し、脳の一部が死んでしまった、というような知識はあっても、それが実際に身体や注意機能、思考にまで変化をもたらしていることについては分かっていないことが多い。

　そこで、患者への声かけは、今何が起きて、どんなことが生じているのか、というようなことを"ト書き"のように説明していくことが、患者が自分の身体のありようを感じ取ることに役立つことが多い。

　私たちは通常、例えば"ドライヤーを使って髪を乾かそう"と思うと、ドライヤーのスイッチを押す手前で、特に考えもせずにドライヤーを取り出してコンセントにつなぐという動作を行ってから、スイッチを押す。つまり、"ドライヤーのスイッチを押す"ということの手前にはコンセントにつなぐという動作が必要であることを知っており、その動作は一連の流れの中に組み込まれ、半ば自動的に行うのである。患者は、たとえてみると、このような場合に、コンセントにつながっていないドライヤーのスイッチを押して、ドライヤーが作動しないことだけが見えているような状態であると考えてみると、理解しやすいと思う。

　だから、課題においては、ここの部分を言語化して示してみると、「頭が整理整頓できた感じ」と言われることが多い。例えば、示指の指先で2種類の素材を触って、どちらなのか判別する課題を行っていると、「だめだ、指先がジンジンして分からないよ」と回答した患者がいる。ここで、ト書きを考えてみると、この患者は、まず"何かが触れている感じ"はしているということが分かる。また指先と言っているので、指の存在感もあるし、指でも先の方とそうでないところの区別がついていることも分かる。しかし示指とは言ってないので、指の区別は難しいのかもしれないことも推測できる。そこで、このような事を患者に伝えてみる。

　「何かが触っている感じは感じられるんですね？」
　「しかも、指って言っているんだから、指の感じもするんですね？」
　「指先と言っているんだから、指の中でも根元の方ではなくて先の方というように位置が分かってきているんですね？」

> 「でも、どの指なのかははっきりしないんですか？」
>
> このように、順序立てて具体的に伝えていくと、患者は「そうか、そうか」とうなずき、
>
> 「そうだな、うん、指の感じはするし、指の先の方だってことも感じるし、もちろん触っている感じもするよ。なるほど」「でもどの指かははっきりしないね」。
>
> ここで、患者が指の識別をはっきりさせたいと言ってきたら、とりあえず素材の判別をいったんおいて、例えば示指と母指の識別の課題に移ってもいいかもしれない。患者が、「どの指なのか区別したい」という方向に注意を向けているとしたら、そのような選択もありうるだろう。あるいは、「今は、どの指かはちょっとおいといて、触っている物の区別をしてみましょう」と継続することも可能だ。この選択は、作業療法士の評価にかかっているのだが、臨床的に経験則として言えることは、このような場合、患者が積極的に進もうとしている注意の先に課題を設定した方が、うまくいくことが多い。
>
> 臨床の展開は、臨機応変に、患者の志向性に寄り添うようにしていく方が上手く進むと実感している。
>
> 脳科学でも志向性に合わせた経験が脳の生物学的変化に大きな影響を与えることが報告されている。

両側の肩甲骨を少しretractionする方向に介助する。

　Pt ♣ こっち（右）は分かるよ。ああ、くっついてるね。伸びた感じがするよ。

実際には全く伸展していないのだが、接触感が感じられたことで、背中が後方に伸びた感覚があるのだと推察できる。しかし痛みの訴えはないことから、このまま継続していく。

　OT ♠ 左側は？
　Pt ♣ 分からないなあ。

そこで、軟らかいふわふわのスポンジを枕と肩甲骨との間に入れ込んで、比較してもらう。

　OT ♠ これは軟らかいスポンジなんですけど、枕と違いませんか？
　Pt ♣ うん、少し違うね。軽くなる。

「軽くなる」という表現から、症例がスポンジや枕の質感ではなく、身体に感じるプレッシャーの方を感じ取っていることが推察される。しかし、とにかく変化は感じ取れたので、現段階ではこのまま進めていくことにする。

OT♠軽くなった？　軟らかくなったってこと？
Pt♣そうなんだろうな。
OT♠当たりが軽くなったんですね。
Pt♣そうそう。
OT♠でも、軟らかいとかごつごつしてるとかは、あまり感じないですかね？
Pt♣そういうのは、よく分からないな。
OT♠そうですか？　でもともかく、当たりが変わったことは感じたんですね？
Pt♣うん、分かるね。

そこで、今度は軟らかいスポンジを少し強く押し付けてみたり、枕の上に押し付けるのを軽くしてみたりして、その質感を問うてみる。

OT♠これは？　枕かスポンジか区別できそう？
Pt♣うーん、固いから枕かな。

しかし何回か繰り返すうちに、固さではなく"枕のごつごつしている感じ"が感じられるようになる。そして、このようなやり取りをしている間に、少しずつ前屈方向への筋出力が緩んできたため、枕を一つずつ外して低くしていく。

OT♠また一つ枕を取りましたよ。お膝の下もマットじゃなくてタオルを巻いたものになりました、ずいぶん平らに寝られてますよ。
Pt♣うん、そんな感じだよ。
OT♠痛くないですか？
Pt♣そうね、痛くないね。

このような課題を繰り返していき、開始後約半年（週1〜2回）で、枕を使わずに（頭部の下に普通に1個のみ使用）背臥位をとれるようになった。開始時にあった夜間の痛みは消失して、起きることもなくなり、妻から介護が楽になったと報告があった。久しぶりに行った歯科治療では、スタッフに驚かれたという。前回までは、治療台を倒した際に、かなり多くの枕などを頭部や大腿部の裏に入れるなどしても、十分に背臥位になれず、顔が上を向けられないために、歯科の治療そのものが上手

くできなかったが、今回は枕も不要で十分に顔が上を向けられて、歯科治療ができたとのことである。

続いて、尖足内反が強まってしまう下肢機能の改善を目的に、主に下肢へアプローチしていくことにする。

まず、下肢全体の存在感が感じ取れることを目的に、動きの感じ取りや、足底で踏んだものの硬さや質感を判別する課題を進めていく。しかし症例は、前述のように"考えて感覚を創る"可能性が高いため、どのように動いたのか、というような識別ではなく、気持ちいい感じがするか、などの問いかけを多くするように工夫する。

既に、ここまでの訓練で、大腿部は感じられるようになっており、課題は下腿、足関節そして足部と足指に対して行っていく。

課題2

目的 ● 膝関節の動きを、足部の動きと連動して感じ取る
課題の種類 ● 空間課題
使用する身体部位 ● 膝関節
使用する感覚モダリティ ● 関節覚、運動覚、（視覚イメージ）
内容 ● 座位で作業療法士が、膝関節を屈伸して、膝の動きとそれに伴う足部の動きを感じてもらう。初めは見ながら感じてもらい、それができたら閉眼で行う。
準備 ● 右下肢で行い、膝関節の動きの感覚や動いている方向と足の動きの関係性などについて確認した後に、左下肢で開始する。

……

OT♠ では今度は左脚を動かしますよ。よく見てね。
Pt♣ うん、感じるよ。前、後ろ、前、後ろって。
OT♠ じゃあ、目で見ないでみてね。
Pt♣ うん、なんか動いてるのは感じるよ。
OT♠ 見てた時みたいな感じですか？
Pt♣ そんなにはっきりしないよ。でも何となく感じるよ。
OT♠ すごい、ずいぶん分かってきましたね。

症例は右手で足の動きを表現しており、スピードなども一致していることから、

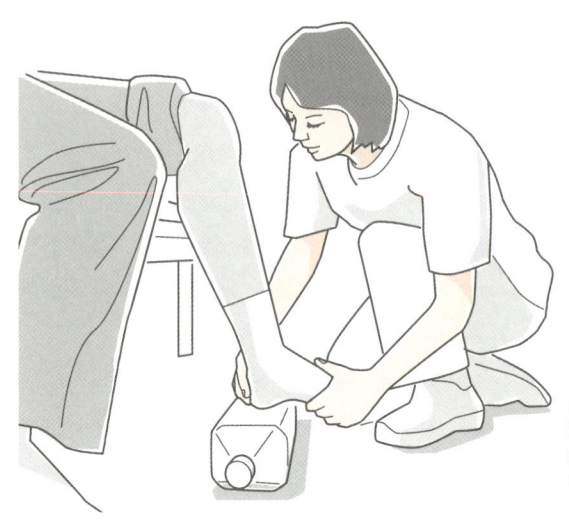

図51◆足関節の動きを感じ取る
適量の水が入ったペットボトルに踵を乗せることで適度に踵が沈み、踵にかかる圧覚で足関節の動きを判別することを防ぐ工夫をしている。

ある程度明瞭に感じられていることが推察できる。そこで、次は足関節と足部の課題を行う（図51）。

　　OT♠足首を動かしますからね。上下（背屈底屈）か左右（内外転）に動かしますよ。これが上下ね・・・そしてこれが左右。なんか違います？
　　Pt♣うーん、分かんないもんだな。
　　OT♠何回か繰り返しますからね。これが上下・・・これが左右。

繰り返し行っていくうちに、徐々に感じやすくなってくる様子であった。だんだん、手のゼスチャーが正確になってくる。

　　OT♠何となく感じられますかね。ではこれは？
　　Pt♣ああ、上下だよ、これは。
　　OT♠お、分かりますねー。そうそう、これは上下ね。
　　　　これは？　また上下？　それとも左右？
　　Pt♣これは左右、開く方が分かるね。
　　OT♠そうですか？　どんなふうに分かるんですか？
　　Pt♣なんか、この辺（下腿三頭筋筋腹部）が引っ張られるよ。
　　OT♠ああ、その感じで分かるんですね。

症例は、やはりまだ足関節そのものの動きは感じられていないことが分かる。下

腿三頭筋の伸張感覚で判断しているのである。そこで、足関節の周囲を触って、その触感を感じてもらうことにする。

 OT♠ここ、くるぶしのぐりぐりです。どう、感じますか？
 Pt♣ああ、少し分かるよ。ここね？
 OT♠そうそう。じゃ、ここは？ 足首の正面のところ。
 Pt♣あ、痛痒い感じだよ。でも場所は感じないなあ。（見て）そこなんだ。なんか初めてだよ。そんなとこ感じたの。

このような繰り返しの後に、何となくではあるが足関節が"蝶番のところ"と感じられるようになった。そこで、もう少し応用的な課題に進む。

症例は、若い頃からプロのスキーヤーであったので、その感覚を利用できる可能性があると考え、以下の課題を導入する。

課題3

目的●足関節の動きの判別
課題の種類●空間課題
使用する身体部位●足関節
使用する感覚モダリティ●運動覚、関節覚、触覚
内容●半球の上に乗せた不安定板の上に足部を乗せる。作業療法士が他動的にその板を傾けて、その傾いた方向を判別したり、板が動いている感じを感じ取る。

さらに、症例は動く板上に足を乗せておくことを要求されている。つまり、股関節や膝関節で足部を保持する必要がある。またその際に足関節が固ければ、板を動かした際に足関節ではなく股関節から動いてしまうため、足関節固定筋の筋出力制御や、下腿三頭筋の伸張反射の制御も求められている。（図52）

準備●右下肢で行い、板の動きを感じてもらう。
  OT♠どう？動いてるの分かります？
  Pt♣これは、スキー板だね。こっちが内側エッジ（外反）、そっちが外側エッジ（内反）だよ。

予想通り、スキー板の動きをイメージし、興奮しているのが分かる。

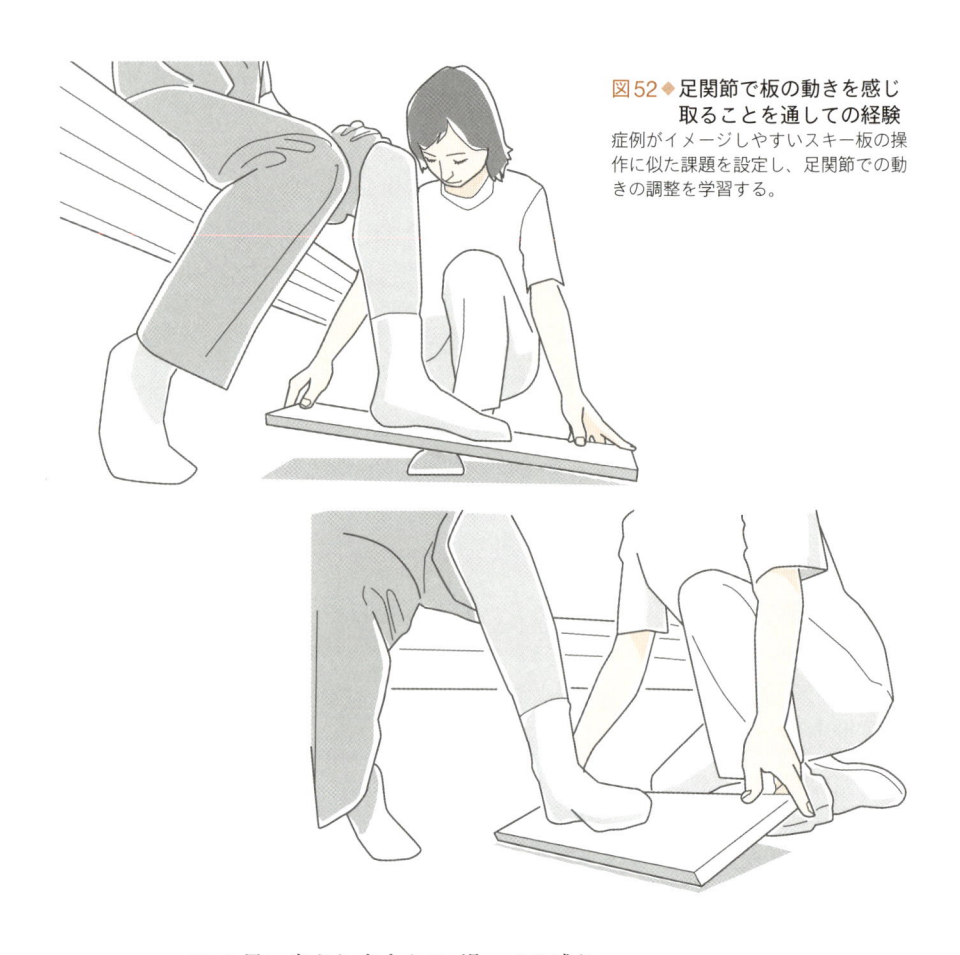

図52◆足関節で板の動きを感じ取ることを通しての経験
症例がイメージしやすいスキー板の操作に似た課題を設定し、足関節での動きの調整を学習する。

OT♠思い出されますか？ 滑ってる感じ。

Pt♣うん。こりゃ、ほんとにスキーだよ。

自由に動かして確かめているので、そのまま左下肢で開始する。

………

OT♠こっち（左）でも感じがつかめますか？

問いかけると、嬉しそうな表情でうなずきながら、自ら左足を板に乗せて自動運動で動かし始める。足関節だけでなく股関節などの動きも入ってしまっているが、そのまま行ってもらい、下肢全体の動きのイメージを想起してもらうことにする。

OT♠内側エッジ？ ああ、右に曲がるとかそういう時の？

Pt♣うん、止まる時もね。俺は、いつもこっちが得意だったんだよな。

OT♠内側と外側で、得意不得意があるんですか？

Pt♣そりゃ、あるよ。みんな自分の癖があるからね。俺はこっちだったな。

OT♠へー、そうなんですか。そうやってると、滑ってる時の感じ、少し思い出されますか？

Pt♣うん。

　この板の課題は、症例にとってイメージしやすい様子なので、さらに応用として利用していくことにする。

課題4

目的● 足底の向こう側を感じ取る（身体への強い注意を外す）
課題の種類● 空間と接触を組み合わせた課題
使用する身体部位● 足底
使用する感覚モダリティ● 触覚、圧覚、筋感覚
内容● 板の下に硬さの異なるスポンジを置き、そのスポンジを板の向こう側に感じ取る。（図53）
準備● 右下肢で行い、スポンジの硬さの違いが区別できることを確認して、左で開始する。

OT♠ね、スキー場でも、雪が新雪とそうでない雪だと硬さや状態が違

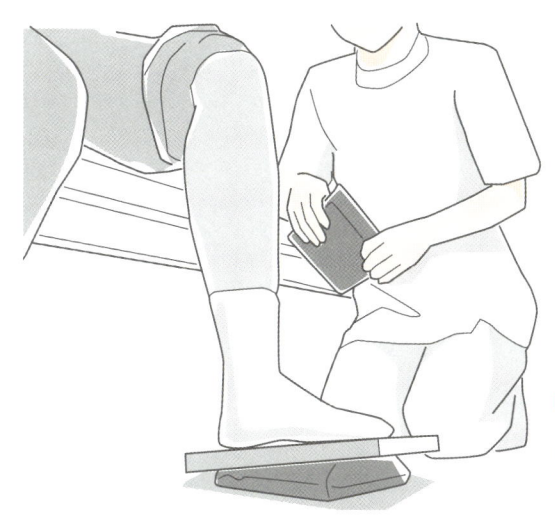

図53 ◆ 板の向こうのスポンジを感じ取ることを通しての経験
靴を履いて歩くことを想定し、足底の向こう側の板のその向こう側に注意を向けて情報を得るための運動を学習する。

うでしょ？　それに合わせて力や動きを創っていったと思うんですよ。
Pt ♣ そりゃ、そうだよ。
OT ♠ で、板の下のスポンジを感じてみて。（硬いものと軟らかいものを1つずつ順番に板下に設置して、板越しに感じてもらう）
Pt ♣ ああ、分かるよ。これは軟らかい方。新雪だな。うん、こっちは硬い方。
OT ♠ そうそう、そうです。ね、こんなふうに感じ分けできますよね。では左でもやってみますね。
　　　　　　　…‥…
OT ♠ どうでしょうか？
Pt ♣ 分かんないな。でもなんかあるのは分かるね。
OT ♠ それは硬いスポンジです。こっちが軟らかい新雪の方。
Pt ♣ ああ、やわいね。こりゃ、新雪だ。

　スポンジが1つだと、その違いが感じられていることから、圧覚情報だけなら区別ができることが分かる。続いて足関節の動きの感じ取りも組み入れていきたいので、板の前後に1つずつ置いて踏んでもらい、足関節の底背屈を使って、板下のスポンジを感じてもらうやり方に変える。（図54）

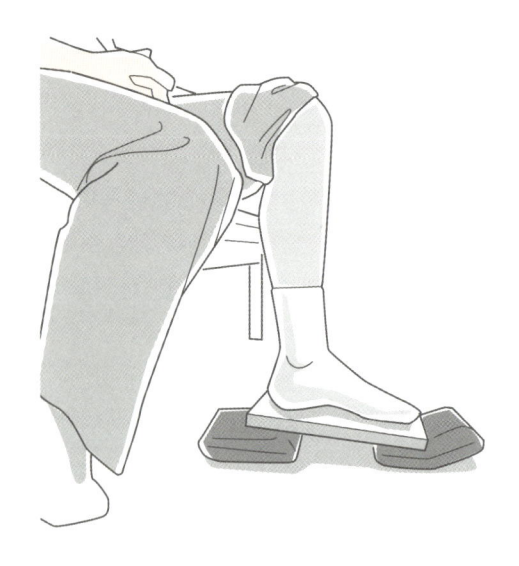

図54◆板の向こうの硬さの違いを感じ取ることを通しての経験
床の硬さが異なれば足関節を使って、その床に合わせなければならないことを想定している。

OT♠ では前後に置いてありますよ。ほら、新雪の上でも硬い岩とか前に降って固まった雪があったりして、板の下で、そういうの感じて無意識に調整してたでしょ？
Pt♣ そうだな。そりゃ、ごつごつしてんだよな。
OT♠ どうですか？（足関節の動きを、少し介助する）
Pt♣ あー、分かんないな。………前が硬い。
OT♠ お、正解ですよ。分かりました？
Pt♣ うん、何となくね。

前後だけでなく左右の識別も入れながら繰り返して行い、課題を終了する頃には、足関節の動きも柔らかくなり、指の屈曲も緩んで、足部全体が緩んでいる。足内筋を動かしていくと、横幅が広がり、アーチが低くなる。

Pt♣ 足の裏がぺったりくっついてるよ。床に。すごいな。
OT♠ ずいぶん足が緩みましたね。床をぺったり感じます？
Pt♣ うん。よく分かるよ。

このような課題展開を継続し、少しずつ伸展パターンが強まらないように制御できるようになっていった。足指の変形も改善して、リハビリシューズではない元々履いていた普通のトレッキングシューズを履けるようになった。

～*～

その後は、上肢の課題や立位歩行に向けて、重心の移動を感じてもらう課題などを実施していった。

（本症例は、現在4年目となり、上肢の屈曲パターンは残存しているが、下肢の伸展パターンは消失して股関節や膝関節の屈伸を利用した歩行が、杖なしでの自立歩行（室内のみ）として可能になってきている。立脚支持期でも遊脚期でも、内反は全く出現しなくなり、階段の上り下りも安定してできるようになっている）。

症例7 筋緊張が低く動きのない症例
（左放線冠梗塞；右片麻痺）

1 外部からの情報と観察～どのように動くのか

　50代女性、1年半前に左放線冠梗塞により右片麻痺となる。
　麻痺は、BRSではⅡ-Ⅲ-Ⅴであった。基本的には筋緊張が低い状態で肩関節は半横指ほどの亜脱臼を呈し、全体に弛緩しているが、手指の屈筋群のみ高く、静止時にも近位遠位の指節間関節が屈曲し、母指は内転屈曲位となっている。下肢機能は高く自立歩行が可能であったが、上肢帯を利用して勢いで振り出すような歩容となっており、それが一因となり、右肩関節に軽度の痛みが生じていた。右手の使用は困難で、回復期病棟で左手への利き手交換訓練を行い、ADLはすべて左手で自立していた。主訴は「右手が使えるようになりたい」というものであった。

★伸張反射の異常な亢進

　上腕二頭筋、回内筋群、浅指屈筋、深指屈筋、母指内転筋、長母指屈筋、短母指屈筋に中等度の亢進が観られるが、ROMは正常可動域が保たれている。足関節底屈筋群にも軽い亢進が観られたが、踵を接地することはできている。

★異常な放散反応

　肩関節や肘関節を動かして、肩関節周囲筋や上腕二頭筋などを伸張すると、上記の手指屈筋群の緊張が少し高くなる。立位や歩行時などにも、同様の強まりが観られる。

★異常な運動スキーマ

　歩行時に、右肩甲骨のretractを含む右上半身の後方への引き込みを利用して、右下肢を振り出しており、股関節や膝関節の個々の動きは少なく、全体に一塊のようにして振り出していた。また上肢を動かそうとすると肩甲骨の挙上が観られ、手指屈筋群の緊張を高めるような運動となっている。

★運動単位の動員異常

　全体に筋出力は低く、麻痺側は低緊張を呈している。特に肩関節、股関節など近位筋の緊張が低い。

　感覚は、深部感覚、表在感覚共に概ね知覚できている。手指の存在感や形を感じ取ることもできているが、動きの感じが分からないとのことであった。

失語症や失行症は認めず、知的側面の問題もなかった。

2 その内部にあるものの観察〜なぜそのように動くのか

★どのように感じるのか

身体そのものを感じることはできている。また触ったものの感触も、かなり正確に感じることもできる。しかし、身体背面や後頭部など、自分では動かせないような位置では感じられなくなる。また手指の関節の動きは、感じにくい。

★どのようにイメージするのか

からだ全体のイメージは大まかにできているが、自分がどのような歩容で歩いているのかなど、全体の動きについてはイメージできない。肩関節や肘関節がどのように動いたのかは分かるが、その結果どのような軌跡を描いたのかというような身体と環境とのすり合わせで創るようなイメージが困難である。

★どのように注意を使うのか

作業療法士の求めに応じて、特定の感覚に注意を向けることができる。集中することもでき、また複数の感覚に分散することもできる。その結果、例えば指の動きに注意を向けると、屈筋群の伸張反射がいくらか軽減するなど、運動の調整をすることができる。

★どのように認識するのか

上肢が上手く動かないことは認識できている。また、どうやって動かせばいいのかが分からないことも認識できている。

3 病態の理解〜何が問題なのか

放線冠のダメージによってその先に続く皮質脊髄路に障害が出ており、運動麻痺を呈している。また、身体像そのものは想起できても、それが空間の中でどのような位置づけになるのか（例えば、空間に図形を描いたとして、それが水平面上なのか矢状面あるいは前額面なのか、など）、そしてどのような意味を持つのか（例えば、どの指が曲がったか伸びたかは感じられるが、全体像としてどんな手の形になっているのか、など）がはっきりとは認識できない。以上より、筋出力の調整が困難である原因の一つは、身体と接するあるいは関係を持つ世界を、自分の身体と関連づけて認識することができないことが考えられる。

4 治療を組み立てる

　以上より、身体像と外部世界との関係性の構築を目的とし、身体の向こう側に注意を向けて情報を探り、それを身体と関連づけていく課題を通して症例自身が筋出力の調整をしていくことを学習することを目指す。

課題1

目的 ● 上肢全体のつながりのイメージを創る
　　　　変化する筋の伸張状態に応じ、適正な筋出力制御を学習する
課題の種類 ● 空間課題
使用する身体部位 ● 肩関節、肘関節、手関節、指節間関節
使用する感覚モダリティ ● 関節覚、運動覚、（視覚イメージ）
内容 ● できるだけ他動運動に近い自動介助運動にて、数本の軌跡の中から1本を辿って、その形をイメージして回答する。初めは伸張反射が生じないように、上肢全体を介助しておく。
準備 ● まず左上肢にて実施し、どの関節がどのように動いたかということには注意を向けていないのに、その軌跡の形が浮かんでくることを確認する。また手指の先に至るまで、筋出力は適正に調整されていることを確認する。次に麻痺側上肢で、まず見てもらいながら線に沿って動かしていき、痛みが生じない位置を探る。初めは座っているマット上の右大腿部外側に設置した水平面にて開始する。

…・…

OT♠ では動かしますよ。目を閉じてくださいね。
Pt♣ はい。
OT♠ いきますね、せーの・・・・・（指屈筋群の伸張反射が高くならないように、ゆっくりと動かす）
Pt♣ これだと思います。
OT♠ では、それを実際にやってみますから、確かにこれだな、と感じられるかどうか確認してくださいね。
Pt♣ はい。
OT♠ どうでしょうか。

Pt ♣ はい、そうだと思います。
OT ♠ では、先ほどの問題の線をもう1回やってみますので、確認してください。
Pt ♣ はい。
OT ♠ いかがですか。
Pt ♣ はい、いいと思います。
OT ♠ そうです。その通り！ 形は問題なく分かりましたか？
Pt ♣ はい、何となくですが。
OT ♠ では次にいきますね。

　反応を観ながら、少しずつ軌跡の位置を、より外側や背面などにずらして行う。
　続いて、少しずつ面が斜め上向きとなるような傾斜を入れていく。水平面よりも手関節が背屈位となるために、症例は、指屈筋群のより以上の伸張反射の制御を求められることになるが、うまく制御できておりスムーズに動かすことができる。
　さらに、介助の量を調整していくことで、要求レベルを上げていく。肩関節の支えを少しずつ減らしていくことで、症例の自動運動の割合を多くしていくことができる。

課題2

目的：物の操作を通して、伸張反射や放散反応の適正な制御を学習する
課題の種類：空間と接触を組み合わせた課題
使用する身体部位：肘関節、手関節、指節間関節、示指指腹部
使用する感覚モダリティ：関節覚、運動覚、触覚、圧覚、（視覚イメージ）
内容：課題1の軌跡を用いるが、示指指腹部でオセロの駒を滑らせていくことで動かしていく。症例は指腹部で駒を操作していくことを要求される。つまり、深指屈筋のより高い制御が必要となる。（図55）
準備：まず左手にて実施し、駒を接触して押しすぎず、かつ、滑らかに滑らせていけることを確認する。紙の上を軽く進めていく感じを感じてもらい、次に右手で実施する。

……

OT ♠ じゃ、いきますね。駒を運んでいきますよ。駒の下に墨がついていたらどんな形が描かれるのか、というように考えてくださいね。
Pt ♣ はい。

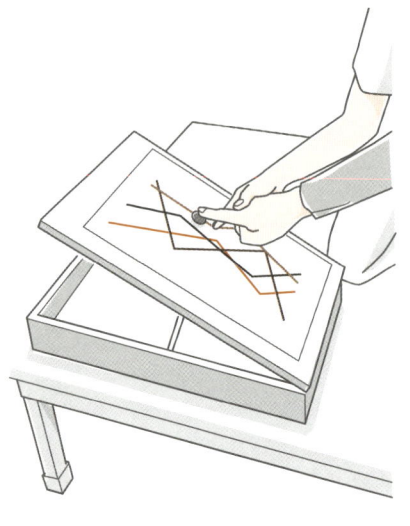

図55 ◆ 軌跡を辿ることを通しての経験
上肢の動きから線の形をイメージしながら同時に駒を適正な筋出力で進めていくための調整を学習する。

OT♠ どうでしょうか。
Pt♣ はい、これかな。
OT♠ お、そうです、そうです。分かりますね？
Pt♣ はい。
OT♠ 指先も、とても上手に駒を運んでいましたよ。
Pt♣ はい、何となく動かせてる感じがしました。

　このようにしながら、水平面から少しずつ傾斜をつけて前額面や矢状面に近い面へと変えていきながら継続する。
　課題1と同様に、動かす際に、症例の随意性を感じ取りながら介助の割合を細かく変えていくことで、少しずつ症例自身の動きの割合を多くしていく。徐々に肩関節の動きが感じられてきたら肩関節の保持をほとんどなくして肘と前腕以遠を保持するようにするなど、症例の動きに合わせて変えていくようにする。

課題3

目的 ● 手と手の向こう側の物との関係性を創る
課題の種類 ● 空間と接触を組み合わせた課題
使用する身体部位 ● 手掌、指

使用する感覚モダリティ●触覚、圧覚

内容●机上に置かれた紙の動きを識別する。机上に置かれた紙の上に症例の手を置く。作業療法士が手の下の紙をそっと動かすが、症例は手が紙と一緒に動いていかないように、調整する。作業療法士は手の下の紙だけを上下左右のいずれかの方向にスライドさせる。症例は、紙を押さえ付けすぎると紙と共に手が動いてしまうために、細かい調整が求められる。

準備●まず左手で実施し、簡単に行えることを確認する。症例は、手を紙の上に乗せておきながら、紙が軽く動かせる程度の押し込みに筋出力を調整できている。さらにその紙の動いた方向や大まかな距離も判別できている。

…・…

OT♠では右手でやってみましょうね。まずは動かしてみます。見ていていいですよ。手がついてきちゃったらだめですよ。

Pt♣はい。

初めは紙を下（手前側）に動かすと指が屈曲してしまうなどの反応が観られたが、徐々になくなり上手に調整できるようになる。

そこで閉眼になってもらって行う。

OT♠はい、これはどっちに動いたでしょう？

Pt♣うーん、右？

OT♠はい、じゃ、右に動かしてみますね。こんな感じです。

Pt♣はいはい。

OT♠ではさっきの問題です。こうです。

Pt♣あ、上かも。

OT♠はい、では上に引っ張ってみますよ。

Pt♣あ、はい、これだと思います。

OT♠一応もう1回やってみるので、確認してね。こうですよ。

Pt♣あ、上ですね。

OT♠実は右でした。似ていたんですね。

Pt♣あ、はい。

OT♠もう1回、右と上を続けてやってみますね。いいですか？

Pt♣はい。

OT♠どうでしょう。

Pt ♣ あ、そうですね。今は右と上でした。
　OT ♠ 分かってると、予測ができるんですね。それもとても大切なことですよ。
　　　　では次の課題いきますね。
　Pt ♣ はい。

　このようにして紙の動きが分かるようになったところで、今度は症例の手を動かすことと紙を動かすことの両方を行い、手と手の向こう側の関係性をさらに求めていく。例えば、初めは手を動かさない状態で紙を上にスライドさせていき、途中で紙を止めて手を下に動かす。手に生じる触覚は、紙が動いた時も手が動いた時もほぼ同じであるが、そこに運動覚が加わることで、難易度が上がる。

　OT ♠ では、初めは見ていてね。
　　　　紙が動いていますね、で、ここから手になりましたよ。
　Pt ♣ はい、分かりました。
　OT ♠ じゃあ、今度は見ないで。
　Pt ♣ はい。
　OT ♠ どうでしょうか。
　Pt ♣ はい、分かる感じがします。
　OT ♠ では、紙から手に移った瞬間に、はい、って言ってくださいね。
　Pt ♣ はい。
　OT ♠ ではいきます。
　Pt ♣ ・・・・・・あ、はい今。
　OT ♠ お、そうです、タイムラグないですね、よく分かりますね。
　Pt ♣ はい、分かりました。

〜＊〜

　このような課題を繰り返した結果、開始から2か月ほどで、まず指が個々に動くようになった。続いて肩関節と肘関節もそれぞれ単独で動かせるようになり、BRSはⅣ-Ⅴ-Ⅴに回復した。肩の痛みは、他動運動時のターミナルレンジで、上腕二頭筋の長頭腱のあたりに軽く残っているが、右半身を一塊にする動き方は改善し、股関節からの振り出しができるようになって歩容も改善した。

おわりに

　新人だった頃に担当した左片麻痺の若い女性が、「子供を抱けないことが困る」と訴えていた。BRSは比較的高く、お子さんの大きさと体重を模した袋を持つことはできたので、そう訴え続ける理由がどうしても分からなかった。当時の私には、袋も子供も、同じ大きさと重さの物としてしか考えられなかったのである。その後、自分が子供を抱くようになった時に、袋と子供は全く違うということを、実感として知った。しかし、その違いを感じても、どこがどう違うのか、そしてどう考えて訓練を展開すればいいのか分からなかった。この問題と、患者さんに対して最も必要な部分を把握できないというもどかしさは、それから長い間、心の底に沈んだままだった。

　後年、運動学的に同じような動作であっても、行為の内容が全く違うものになりうることの事情が分かり、長年の問題であった袋と子供の違いが分かった。身体の動きが似ていても、その内容が異なるということは、つまり脳の働きが違うのであり、そう考えると、彼女が子供を抱けるようにするためには、子供と袋の違いを感じ取れるように、脳が改変するような訓練展開が必要であったということだ。同様に、歩行であってもどのように歩きたいのかを決定し、それを実現できるような運動を選択して組み合わせることができること、そのためには脳を変える訓練が必要なのである。そしてそのことが、患者さんにより高いQOLをもたらすのだと思う。

　QOLは、運動の質によって大きく変わる。運動そのものは一見単純な動きであっても、その人の意図や状況によって、組み合わせは無限大だし、筋力の調整もいかようにもできる。だから高い質が保証される。例えば肘関節の伸展は、一般的な運動学的視点では物を取るような、何かを求めて得ようとする時に使われるとされている。しかし実際には、物が欲しくない時、例えば飲み物を勧められたが要らない時にも作動する。「いえいえ、今は結構です」と肘を伸ばして物を押し返すようなジェスチャーをすることが多いのではないだろうか。さらにその際にも、本当に欲しくない時と、礼儀として応える場合とでは、これまた違う行為となり、私たちはそれをきちんと区別して、飲み物を勧めた相手に、それが伝わるように全身で動作を創りだすことができる。肘関節伸展という単純な運動をもってしても、行為における多様性は明確であり、このような自由な使い分けができることは、運動の質の

高さによる。運動の質は、視覚情報だけでなく体性感覚情報を調整因子として、小脳も含めた連合野間の複雑な情報統合によって高められる。

　本書は、このような運動の質を目指して、脳を改変する（適切な学習過程を提供する）ために作業療法士が臨床の場で工夫することができることについて、できるだけ具体的に述べたつもりだ。ADLとQOLの違いは、何かができることではなく、どのようにできるのかであると考えている。言い換えれば、どのようにもできるということが豊かさを与え、その人らしさを創りだす。

　患者さんは皆同じ片麻痺ではない。本文でも強調したように、片麻痺という身体状態で生きる個人なのである。だから、片麻痺を改善するということは、その人の生きる世界を変えるということになる。リハビリテーションの専門家として、作業療法士には、そのことに取り組む責務があるし、同時にそれが大いなる誇りであるとも思う。

　なお、片麻痺を治すことにおいて、上肢とか下肢、体幹などと身体を分けて考えることができないことは周知の事実である。本書に掲載させていただいた症例でも、全身の関係性を考えるように課題を進めている。しかし、本書では作業療法士にイメージしやすくするために、基本的に上肢体幹について述べた。実際の訓練展開をすべて記述しているわけではないこと、そして頭部や下肢も含めた全身という身体の再構築が重要であることを、改めて強調しておきたい。

参考文献

- カルロ・ペルフェッティ，宮本省三，沖田一彦（小池美納・訳）：認知運動療法 —— 運動機能再教育の新しいパラダイム．協同医書出版社，1998．
- カルロ・ペルフェッティ（小池美納・訳／沖田一彦，宮本省三・監訳）：脳のリハビリテーション 認知運動療法の提言［1］中枢神経疾患．協同医書出版社，2005．
- フランカ・パンテ（小池美納・訳／宮本省三・編）：認知運動療法講義．協同医書出版社，2004．
- アルド・ピエローニ，ソニア・フォルナーリ：「認知を生きる」ことの意味 —— カランブローネからリハビリテーションの地平へ．協同医書出版社，2003．
- カルロ・ペルフェッティ・編（小池美納・訳／宮本省三，沖田一彦・監訳）：認知運動療法と道具 —— 差異を生みだす差異をつくる．協同医書出版社，2006．
- パオラ・プッチーニ，カルロ・ペルフェッティ（宮本省三，沖田一彦・監訳／小池美納，松葉包宜・訳）：子どもの発達と認知運動療法，協同医書出版社，2000．
- 宮本省三：リハビリテーション・ルネサンス —— 心と脳と身体の回復，認知運動療法の挑戦．春秋社，2006．
- 河本英夫：システム現象学 —— オートポイエーシスの第四領域．新曜社，2006．
- M・メルロ=ポンティ（竹内芳郎，小木貞孝・訳）：知覚の現象学1．みすず書房，1967．
- M・メルロ=ポンティ（竹内芳郎，木田元，宮本忠雄・訳）：知覚の現象学2．みすず書房，1974．
- 稲垣 諭：リハビリテーションの哲学あるいは哲学のリハビリテーション．春風社，2012．
- 下條信輔：〈意識〉とは何だろうか —— 脳の来歴，知覚の錯誤．講談社，1999．
- 森岡 周：リハビリテーションのための脳・神経科学入門．協同医書出版社，2005．
- 森岡 周：リハビリテーションのための認知神経科学入門．協同医書出版社，2006．
- 森岡 周：リハビリテーションのための神経生物学入門．協同医書出版社，2013．
- 森岡 周，齊藤佐智江，猿渡紀子，飯島多恵：脳を学ぶ3 —— アンサンブル・グループ「ブーケ・デ・トン」との対話．協同医書出版社，2011．
- 人見眞理：発達とは何か —— リハビリの臨床と現象学．青土社，2012．
- 岩村吉晃：神経心理学コレクション タッチ．医学書院，2001．
- 入來篤史：神経心理学コレクション 道具を使うサル．医学書院，2004．
- ロバート・F. マーフィー（辻信一・訳）：ボディ・サイレント —— 病いと障害の人類学．新宿書房，1997．
- 小川奈々，中里瑠美子：わたしのからだをさがして —— リハビリテーションでみつけたこと．協同医書出版社，2007．
- Takenori Uozumi et al.：Motor hand representation in cortical area 44．NEUROLOGY 62(5)：757-761, 2004．

あとがき

　「片麻痺の患者さんの肩の亜脱臼は治せますか？」と訊かれて、「治せる可能性はあります」と答えたことがきっかけとなって、若い作業療法士を対象とした、片麻痺に対する訓練の実際を書いてみないかと声をかけて頂いたのは一昨年の11月だった。日々実践している臨床を書けばいいのだが、いざ書き始めてみると、自分の評価や治療計画がきちんとできていないことに気づかされ、何回も書き直すうちに一年以上が過ぎてしまった。

　新人の頃からの長年の問題であった動作と行為の違いが何なのかを知るきっかけをつかんだのは、ある年の作業療法学会で、認知運動療法の発表を聴き、興味を持ってその本を読んだ時だった。認知運動療法（現在は認知神経リハビリテーション）は、イタリアの神経内科医Carlo Perfettiが1980年代から創り続けている治療理論である。Perfettiは、'片麻痺患者が歩けるようになっても手が治らないのはなぜか？'という疑問から、手と足の役割の違いを考え、手は単なる運動器官ではないという前提に立って、この理論を構築したと聞いている。この理論では、運動麻痺や感覚麻痺、失語症や失行症といった外側から観える様々な症状を、脳の変質の結果であるとしている。このとらえ方は、自分が持っていたそれまでの患者像を根底から変えてしまったのだが、翻ってみると、これは当たり前のことだと気づかされた。例えば、ある夜娘が食事を食べられないという現象を観た時に、'食べられない'そのこと自体を問題にすることはまずない。胃腸の調子が悪いのか、または前日の食べ過ぎか、あるいは失恋でもしたのか、と仮説を立てて、それを検証するだろう。その結果、胃腸が悪ければおかゆを食べさせるし、食べ過ぎなら一食抜くことも当然と考えるだろうし、失恋なら好きなお菓子でも用意して話を聴くかもしれない。このように、'食べられない'という現象は同じでも、原因によって全く異なる対応がなされる。私たちが、他者の状態を観た時に、普通にしている評価である。片麻痺も（脳の器質的な損傷という事実とそれに関する知識と考察は不可欠だとしても）同様に考えることができると知った時に、今まで見えなかった道筋が見え、改めて評価し直してみた。すると、患者が、驚くような世界で懸命に動こうとしている姿が浮かび上がってきた。彼らが絡み取られた問題は複雑であり、片麻痺を治すということは、人間の本質である脳と身体の関係性を変えることになると知った。

人間は複雑かつ繊細であり、治療もまた複雑で繊細な配慮や工夫を要求される。そのことを実践していくと、当事者である患者本人との共同作業ともいえる治療訓練が展開されるようになった。彼らもまた、作業療法士の身体のありようを介して、自身の身体と向き合うことで自らの脳を改変するという構造があるからである。

　作業療法学科の学生だった時に、すべての教員が口をそろえて強調していたことは、「大切なことは、すべて患者さんが教えてくれる」という言葉だった。この言葉の真意を、本書が伝えられていれば、これ以上の喜びはない。臨床で気軽に開いて参考にしていただけることを、心より願っている。

　最後に、本書を書くにあたり多くの方々にお世話になった。この場を借りてお礼申し上げたい。まず、私自身の臨床を変えるきっかけになった認知神経リハビリテーションを構築したPerfetti教授に心より感謝と尊敬の言葉を伝えたい。同時に、これを日本に持ち帰り紹介してくれた高知医療学院の宮本省三氏にお礼申し上げる。首都大学東京の池田由美氏には、若い療法士に伝わりやすい言葉の指導をしていただいた。八木病院の岩崎正子氏には、日々の臨床を共に創り、多くの示唆をいただいた。また編集担当者（協同医書出版社）には、細部にわたりご協力いただいた。

　そして、臨床で真摯に向き合い、本書に症例として掲載することを快諾して下さった患者さん達に心より感謝する。

　「リハビリテーションには奇跡はない。しかし進歩はある」。このことを、共に実践していけることを願って。

2015年2月　　中里 瑠美子

中里　瑠美子（なかざと・るみこ）

1984年、東京都立府中リハビリテーション専門学校卒業。
昭和大学藤が丘病院、同リハビリテーション病院勤務の後、東京都入職し、都立病院で勤務。
2010年より慈光会八木病院勤務、現在に至る。
日本作業療法士協会会員、認定作業療法士。
日本認知神経リハビリテーション学会理事、認知運動療法士。

片麻痺の作業療法 ── QOLの新しい次元へ

2015年6月19日　初版第1刷発行
ISBN978-4-7639-2139-0　　定価はカバーに表示

著　者	中里瑠美子©
発行者	中村三夫
イラスト	山川宗夫（ワイエムデザイン）
装　幀	岡　孝治
印　刷	横山印刷株式会社
製　本	永瀬製本所
ＤＴＰ	Kyodo-isho DTP Station
発行所	株式会社協同医書出版社
	〒113-0033　東京都文京区本郷3-21-10
	電話03-3818-2361　ファックス03-3818-2368
	郵便振替00160-1-148631
	http://www.kyodo-isho.co.jp/　E-mail：kyodo-ed@fd5.so-net.ne.jp

JCOPY〈（社）出版者著作権管理機構　委託出版物〉
本書の無断複写は著作権法上での例外を除き禁じられています。複写される場合は、そのつど事前に、
（社）出版者著作権管理機構（電話 03-3513-6969、FAX 03-3513-6979、e-mail：info@jcopy.or.jp）の許諾
を得てください。
本書を無断で複製する行為（コピー、スキャン、デジタルデータ化など）は、「私的使用のための複製」など著作権法上
の限られた例外を除き禁じられています。大学、病院、企業などにおいて、業務上使用する目的（診療、研究活
動を含む）で上記の行為を行うことは、その使用範囲が内部的であっても、私的使用には該当せず、違法です。
また私的使用に該当する場合であっても、代行業者等の第三者に依頼して上記の行為を行うことは違法となります。